Dr Maurice POTET

Travail du Laboratoire de Médecine expérimentale de la Faculté.

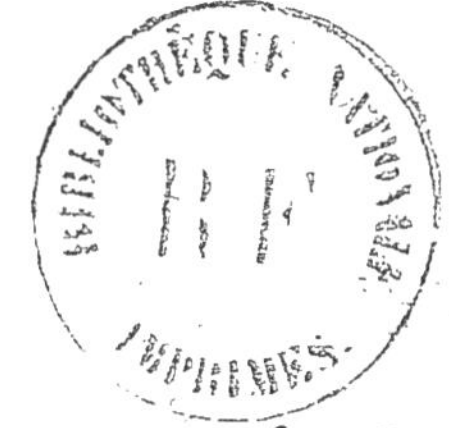

Étude

sur les

Bactéries dites

"Acidophiles"

Les Paratuberculibacilles

LYON. — IMP. A. REY.

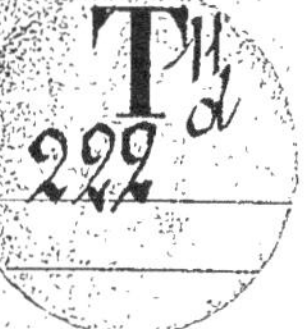

ÉTUDE

SUR LES

BACTÉRIES DITES "ACIDOPHILES"

LES PARATUBERCULIBACILLES

ÉTUDE

SUR LES

BACTÉRIES DITES "ACIDOPHILES"

LES PARATUBERCULIBACILLES

PAR

Le Dr Maurice POTET

LYON

A. REY & Cie. IMPRIMEURS-ÉDITEURS DE L'UNIVERSITÉ
4, RUE GENTIL, 4

1902

A la Mémoire

DE MES GRANDS PARENTS

ET

DE MA TANTE MATHILDE CHARMEIL

A MA GRAND'MÈRE

A MON PÈRE, A MA MÈRE

A MON ONCLE PAUL CHARMEIL
ET A MA TANTE

A MA SŒUR, A MES FRÈRES

J'offre ce modeste travail en témoignage de profonde affection et d'inaltérable reconnaissance.

A TOUS MES PARENTS

A MES AMIS

A Monsieur le Professeur ARLOING

Correspondant de l'Institut,
Professeur de Médecine expérimentale et comparée à la Faculté,
Directeur de l'École vétérinaire,
Directeur-Inspecteur de l'Institut anti-tuberculeux d'Hauteville,
Officier de la Légion d'Honneur.

A Monsieur le Professeur Jules COURMONT

Professeur d'Hygiène à la Faculté,
Médecin des Hôpitaux.

A M. le Professeur-Agrégé Paul COURMONT

C'est à M. le professeur Arloing que nous devons d'avoir pu entreprendre ce modeste travail. Il a bien voulu nous accepter dans son laboratoire. Aujourd'hui, il nous fait l'honneur de présider la soutenance de notre thèse. Nous le remercions bien sincèrement et le prions d'agréer l'hommage de notre profonde reconnaissance.

Nos remerciements iront aussi à M. le professeur Jules Courmont qui nous a accueilli d'une façon charmante et nous a fourni l'idée première de notre thèse.

En M. le professeur-agrégé Paul Courmont, nous avons rencontré un maître éminent et aimable, qui ne nous a ménagé ni son temps ni ses conseils ; nous le prions de croire à notre vive gratitude.

Nous adressons nos bien sincères remerciements à M. A. Descos, préparateur du Cours de médecine expérimentale, qui nous a dirigé et aidé dans nos études de laboratoire.

Nous avons reçu des médecins allemands auxquels nous nous sommes adressé un accueil très bienveillant ; nous adressons nos remerciements à tous les savants bactériologistes qui nous ont envoyé des échantillons des bacilles qu'ils ont étudiés, en particulier à Mme Kempner-Rabinowitsch, à Mme Tobler, à MM. Moeller, Korn, Coggi, Markl, Kempner, Mironescu, et à M. Binot, de l'Institut Pasteur,

ÉTUDE

SUR LES

BACTÉRIES DITES "ACIDOPHILES"

LES PARATUBERCULIBACILLES

INTRODUCTION

On sait que le bacille de la tuberculose fut découvert par R. Koch (96[1]), le 24 mars 1882. Ce savant bactériologiste mit en évidence ce microorganisme en le colorant d'abord par une solution alcoolique de potasse et de bleu de méthylène, puis par une solution concentrée de vésuvine.

Un mois plus tard, Ehrlich (56) contribuait « largement à assurer le prompt succès de la découverte de Koch, en publiant un procédé de coloration dont la technique et les résultats sont bien supérieurs à ceux du procédé » (5) primitif de Koch. « Dans la méthode d'Ehrlich, le violet de gentiane ou la fuchsine remplacent le bleu de méthylène, l'huile d'aniline remplace la potasse, et l'acide nitrique fait l'office de décolorant ». (5)

---

[1] Les nombres placés après les noms ou après les citations renvoient à l'Index bibliographique.

Cette méthode donna tout de suite « des résultats si satisfaisants qu'elle fut immédiatement adoptée par Koch lui-même, qui voyait ainsi son bacille faire exception à tous les autres, en ne se décolorant pas par l'acide nitrique » (5). Elle constitue encore aujourd'hui la base des méthodes préconisées par Ziehl (181), Neelsen (134), Kühne (101 *bis*), Hauser(78)(79), etc., pour colorer le bacille de Koch.

Mais « l'aurore des découvertes est souvent marquée par des exagérations » (5). On crut d'abord, en effet, que seul parmi les éléments bactériens, le bacille de la tuberculose possédait le pouvoir de *résister à la décoloration par les acides;* on voulut revêtir ce pouvoir d'un caractère spécifique.

Bien vite on s'aperçut que le bacille de la lèpre, connu déjà depuis 1877, résistait mieux encore aux acides que le bacille de la tuberculose.

Dès 1883, Spina (165) faisait observer que le sang putrifié de l'homme, de la grenouille, du bœuf, les eaux d'égouts, les crachats de l'homme sain pouvaient contenir des bactéries colorables par la méthode d'Ehrlich et simulant le bacille de la tuberculose.

Dans son œuvre classique « *Die Ætiologie der Tuberkulose* (97) », Koch disait : « L'exemple du bacille de la lèpre nous apprend déjà que les bacilles de la tuberculose n'occupent pas du tout une place à part dans leur façon de se comporter vis-à-vis des matières colorantes; il n'est pas non plus invraisemblable que, dans le cours des années, on découvre d'autres espèces bactériennes qui possèdent des propriétés de coloration semblables à celles du bacille de la tuberculose. »

En 1884, également, Lustgarten (114 bis) découvre des microorganismes résistants à la décoloration par les acides.

Alvarez et Tavel (2), en 1885, rencontrent dans le smegma et dans la desquamation humide des parties génitales de sujets sains, des bacilles se comportant aussi de la même façon que le bacille de la tuberculose vis-à-vis des matières colorantes.

Gottstein (73) constata, vers la même époque, que les bacilles que l'on rencontre dans le cérumen du conduit auditif, présentent les mêmes réactions colorantes que celles assignées par Alvarez et Tavel aux bacilles du smegma. Bienstock (26) étudie des bactéries analogues à celles de Gottstein.

Ainsi, quatre ans déjà après la découverte de Koch, on connaissait plusieurs espèces bactériennes pouvant, comme le bacille de la tuberculose, résister à la décoloration par les acides ; mais, ces bactéries étant très rares, on considérait toujours que des bacilles restant colorés en rouge quand on les traitait d'après la méthode d'Ehrlich ou par un procédé analogue, celui de Ziehl-Neelsen, en particulier, devaient être regardés comme des bacilles de la tuberculose.

On resta sur ces données pendant dix ans, jusqu'au jour où en 1896, Koch et Petri (147) démontrèrent l'existence de bacilles résistants aux acides, ressemblant aux bacilles de la tuberculose, dans, le beurre et dans le lait de Berlin. Depuis ce moment un grand nombre d'auteurs, en particulier Rabinowitsch (150) A. Moeller (124 etc.), O. Korn (98 etc.), Coggi (45), Karlinski (94) Tobler (172), Markl (117), Folli, (64), Binot, etc. découvrent des microorganismes analogues dans le beurre, le lait, les fromages, la margarine, sur des plantes, dans des poussières, chez l'homme sain, dans la gangrène pulmonaire. Ces bactéries ont surtout été étudiées en Allemagne, très peu en Italie, en Angleterre et en Amérique ; elles sont à peine connues de nom en France. Nous avons pensé que nous ferions œuvre utile en essayant d'exposer les caractères des divers bacilles résistants aux acides et à l'alcool récemment découverts.

Nous laisserons systématiquement de côté les bactéries présentant la même propriété colorante, mais qui sont depuis longtemps connues et sont décrites dans les traités classiques, bien qu'il reste à faire beaucoup pour les connaître complètement ; nous voulons parler des variétés du bacille de la tuberculose : bacilles de la tuberculose aviaire, de la pommelière, de la tuberculose pisciaire, de la tuberculose des vers de terre et de l'orvet (Moeller) ; du bacille de la lèpre, du bacille du smegna, du bacille du cérumen.

Nous nous occuperons seulement des bactéries découvertes depuis 1896. Ces bactéries ont reçu des noms très variés. En Allemagne, elles sont désignées sous l'excellente dénomination de « Säurefest », « qui résiste aux acides ». En France, nous les appellons « acidophiles », soit par suite d'une traduction inexacte du mot allemand, soit parce qu'on a emprunté improprement ce mot à la nomenclature d'Ehrlich pour les lymphocytes. En tout cas, ce mot est mauvais. Pour le remplacer, nous avons pensé à « acido-résistant ».

Les Allemands appellent parfois ces mêmes bactéries

des « pseudo-Tuberkelbacillen » ou des « Tubelkelbacil-lenähnliche Bakterien ».

Pour répondre à ce mot, M. le professeur Arloing a pensé au mot : « paratuberculibacilles » ; le préfixe « para » a déjà été employé au Congrès de Londres, par Marmoreck (37), quand il désignait ces bacilles par l'expression « bacilles paratuberculeux ». Nous considérons que les termes paratuberculeux ou pseudo-tuberculeux sont à rejeter, car ils pourraient être pris pour synonyme de « bacilles des pseudo-tuberculoses » or ceux-ci ne sont pas forcément « résistants aux aci-des » ; ; nous préférons employer le mot « paratuber-culibacilles ».

Nous avons fait surtout une revue générale, ayant eu sous les yeux tous les travaux allemands sur la ques-tion que nous avons pu nous procurer. Nous n'avons fait que quelques expériences de contrôle, mais nous avons pu cultiver au laboratoire, avec l'aide de MM. P. Courmont et Descos, la plupart de ces bac-téries que nous avons obtenues de l'amabilité des auteurs qui les avaient découvertes.

Notre travail sera divisé de la façon suivante :

Dans une première partie nous étudierons les bacilles résistants aux acides rencontrés dans le lait et ses dérivés.

En second lieu, nous donnerons les caractères des bacilles analogues trouvés dans la nature et chez les animaux.

Dans notre troisième partie, il sera fait l'exposé des micro-organismes résistants aux acides trouvés chez l'homme.

Enfin nous essaierons, dans une vue d'ensemble, de déterminer les rapports de ces bactéries entre elles et avec d'autres micro-organismes, le bacille de Koch en particulier, et de montrer l'importance des nouvelles bactéries en clinique et en hygiène.

Nos divisions seront donc les suivantes :

PREMIÈRE PARTIE. — *Bacilles « résistants aux acides » provenant du lait et du beurre.*

DEUXIÈME PARTIE. — *Bacilles « résistants aux acides » dans la nature et chez les animaux.*

TROISIÈME PARTIE. — *Bacilles « résistants aux acides » chez l'homme.*

QUATRIÈME PARTIE. — *Considérations générales.*

Nous arriverons à des conclusions intéressantes ; mais cette question demande encore un grand nombre d'expériences comparatives que nous n'avons pas eu le temps d'entreprendre. Nous avons voulu simplement faire connaître en France ces bacilles résistants aux acides qui méritent d'être beaucoup étudiés.

PREMIÈRE PARTIE

BACILLES RÉSISTANTS AUX ACIDES RENCONTRÉS DANS LE LAIT ET SES DÉRIVÉS, EN PARTICULIER LE BEURRE.

CHAPITRE PREMIER

HISTORIQUE

Depuis que la nature infectieuse de la tuberculose est reconnue et que le tube intestinal est regardé comme une des portes d'entrée dans l'organisme humain du bacille de Koch, les expérimentateurs ont cherché à déceler ce virus dans les aliments. Le lait et ses dérivés, le beurre et les fromages, ainsi que le « beurre artificiel », la margarine, ont été l'objet de nombreuses recherches en raison de l'emploi journalier de ces substances en alimentation et parce que la tuberculose sévit avec une remarquable fréquence chez les bovidés.

Mais les chiffres indiquant la teneur de ces substances alimentaires en bacilles de Koch varient avec les auteurs. C'est ainsi que les chiffres donnés par Löffler (113), Buege (36), Roth (154), Schuchardt (160), Lafar (103), Laser (104), Stutzer (173) ne sont pas du tout les mêmes que ceux rapportés par d'autres observateurs, comme Fiorentini (60), Ilkewitsch (90), Obermüller (142), Brusaferro (35), Gröning (76). Les

différences qu'on remarque entre les chiffres traduisant le résultat des expériences sont imputables à des
causes variées : état de santé plus ou moins bon des
animaux, atteints ou non de tuberculose; propreté
de la récolte du lait ou de la confection du beurre, etc.;
mais un des facteurs les plus importants dans l'espèce
est la méthode que le bactériologiste a employée pour
rechercher le bacille de la tuberculose. Jusqu'à ces dernières années, la plupart des expérimentateurs se contentaient d'examiner au microscope des préparations
des substances en litige, après coloration suivant le
procéde utilisé quand il s'agit de déceler le bacille de
Koch.

Or, en 1896, Koch et Petri (147), ayant cultivé
et inoculé aux animaux des bacilles, restant colorés
en rouge par le procédé de Ziehl-Neelsen, qu'ils rencontrèrent dans le beurre et dans le lait de Berlin,
s'aperçurent que parmi ces bacilles tous n'offraient pas
les caractères du bacille de Koch; quelques-uns ne présentaient, comme caractère commun avec lui, que
l'affinité spéciale pour les matières colorantes et une
analogie de forme; ils s'écartaient du bacille de la
tuberculose par tous leurs autres caractères.

L. Rabinowitsch (148) entreprend, aussitôt après la
découverte de Koch et de Petri, des expériences sur
cette même question et, à son tour, rencontre dans
le beurre des bacilles « résistants aux acides » (saürefest) qu'elle distingue du bacille de Koch. Une courte
note paraît sur ses expériences en 1897 (148), suivie
d'une autre note de Petri (147); c'est en 1898 seulement que l'exposé complet des recherches de L. Rabi-

nowitsch (150) voit le jour et que quelque temps après est publié un article détaillé de Petri sur sa découverte (147).

A partir de ce moment, il fut reconnu indispensable dans l'examen bactériologique d'un échantillon de lait ou de beurre d'obtenir les bacilles qui s'y trouvaient contenus en culture pure et de faire des expériences sur les animaux, afin de pouvoir décider si l'on avait rencontré de vrais bacilles de la tuberculose ou d'autres bacilles « résistants aux acides ».

Toutefois. Eastes (55), Macfadyen (116), qui font des examens de lait et de beurre en 1899, Hammond (77), qui se livre aux mêmes recherches en 1900 ne paraissent pas avoir connaissance des découvertes allemandes. En Allemagne, Weissenfeld (176), qui examine trente-deux échantillons de beurre des environs de Bonn et plusieurs autres de Hamburg, prétend ne pas avoir rencontré dans ses examens les « bacilles résistants aux acides » de Petri. La même année, Ascher (10) ne trouve pas non plus ces bactéries dans le lait, le beurre, le fromage de Königsberg ; Abenhauser (1), Bonhoff (28), en 1900, arrivent aux mêmes résultats négatifs au sujet de ces microorganismes qu'ils cherchent dans le beurre et dans la margarine ; enfin, toujours en 1900, Görges (72) ne mentionne pas leur existence dans la margarine, pas plus que Nonewitsch (141) dans le lait.

Par contre, en 1899, Korn (98) (100) découvre dans le beurre de Friburg deux microorganismes très intéressants, résistants aux acides et qu'il étudie séparément dans trois mémoires ; Herbert (82) signale des bacilles résistants aux acides dans le beurre de Tübingen ; Rubner, Obermüller, Hormann, Morgenroth (88) (89) isolent des microorganismes analogues et les décrivent dans plusieurs articles.

Pendant l'été de 1899, Coggi (45) recherche le bacille de la tuberculose dans cent échantillons du beurre milanais et publie le résultat de ses examens en juillet de la même année; lui aussi a rencontré un bacille spécial résistant aux acides. Gardenghi, cité par Folli (64), aurait découvert dans le lait de Parme un bacille possédant les mêmes propriétés de coloration que le bacille de Koch. Enfin, dans cette même année 1899, Grassberger (74) publie un mémoire sur les bacilles ne se décolorant pas par les acides du beurre et de la margarine.

En 1900, Max Beck (18), Santori (158) signalent dans le lait de semblables microorganismes. En 1901, Mme Maria Tobler (172), à Zurich, Markl (117), à Vienne, rencontrent de telles bactéries dans le beurre, A. Moeller (131) et Jong (93) dans le lait. Les bacilles isolés ou cultivés par Mme Tobler (172) présentent des caractères distinctifs assez marqués qui ont été étudiés en détail par l'auteur. Markl (117) a aussi cultivé une variété de ces bacilles qui a une physionomie spéciale. Moeller (131) ne signale la découverte de son « Milchbacillus » que dans son rapport au Congrès de Londres; M. Kuthy, de Budapest, a bien voulu nous donner quelques renseignements sur cette bactérie dont il n'a pas publié encore l'étude.

Enfin, le premier en France, M. Binot, de l'Institut Pasteur, signale dans le beurre parisien des bactéries qui résistent à la décoloration par les acides et ne doivent pas être identifiées au bacille de Koch.

Mais à côté de cette catégorie de travaux, il en faut citer une autre, faite des études spéciales entreprises sur tel ou tel des microorganismes nouveau-venus dans le monde bactérien. Schulze (161), en 1899, et surtout Lubarsch (114), la même année, étudient le pouvoir pathogène des divers bacilles résistants aux acides, en particulier des bacilles découverts par A. Moeller et par Mlle Rabinowitsch. Le travail de Mayer (120), où cet auteur publie ses recherches histologiques très complètes sur les lésions provoquées par les microoganismes résistants aux acides, paraît en 1900, ainsi que la thèse de Schütz (162), qui constitue une revue générale assez complète sur ces bacilles.

En 1901, Nikitine (139) fait au sujet des bacilles de O. Korn des expériences de coloration. Beck et Rabinowitsch (19) et tout dernièrement R. Koch (97 bis) étudient l'agglutination des bacilles nouvellement décrits. Ramond et Ravaut (153) les ont signalés aux lecteurs français en 1900 ; Welsh (177) les fait connaître en Angleterre, en 1901. Macé (151) les mentionne dans son *Traité de bactériologie* ; Lehmann et Neumann (106) en donnent une description assez détaillée. Enfin, au Congrès de Londres, A. Moeller (131) fait un long rapport sur les relations du bacille de la tuberculose avec les autres bacilles résistants aux acides ; Bulloch (37) et Niven (140) prennent la parole à leur sujet et il est exposé une collection très-complète des cultures de ces nouveaux microorganismes, grâce aux soins de Mlle Rabinowitsch (53).

Il serait inutile de rapporter les descriptions de tous les expérimentateurs qui ont isolé du beurre, du lait ou de la margarine des microoganismes résistants aux acides.

Nous ne nous arrêterons pas sur les bacilles signalés par Gardenghi, Max Beck (18), Santori (158), Herbert (82), qui, à la suite d'examen de divers échantillons de lait ou de beurre, n'ont fait que confirmer la présence dans ces substances de bacilles résistants aux acides autres que le bacille de Koch, sans étudier les caractères propres des éléments qu'ils mettaient en évidence.

Rubner, Obermuller, Hormann et Morgenroth (89), Jong (93), ont indiqué, pour la plupart avec détails, les caractères des bacilles décelés par eux, mais ils identifient leurs bacilles (et cette identité a été reconnue par l'unanimité des auteurs allemands qui ont vu ces bacilles), à ceux de Petri et de Rabinowitsch.

Nous décrirons seulement les variétés, nettement caractérisées ou regardées comme telles jusqu'ici, qui sont les suivantes :

1° *Le bacille de Petri.*
2° *Le bacille de Rabinowitsch.*
3° *Le bacille I de Korn.*
4° *Le bacille II de Korn.*
5° *Le bacille de Coggi.*
6° *Les cinq bacilles de M. Tobler.*
7° *Le bacille de Markl.*
8° *Le bacille de Binot.*
9° *Le bacille du lait de Moeller.*

CHAPITRE II

BACILLE DU BEURRE DE PETRI

Synonymie : Bacille de Petri-Rabinowitsch (Moeller). — *Mycobacterium phlei* (Lehmann et Neumann).

Le premier, Petri[1] (147) a, comme nous l'avons dit dans l'historique, isolé du beurre de Berlin, un micro-organisme résistant aux acides, dont la plupart des caractères se distinguent de ceux du bacille de la tuberculose.

I. Découverte. Isolement.

Petri plaça le beurre en expérience dans un récipient qu'il déposa dans l'étuve à 37 degrés ; fondu, le beurre fut injecté dans la cavité péritonéale de cobayes ; « au préalable, les diverses couches du beurre fondu avaient été soigneusement mélangées et 5 centimètres cubes du mélange étaient inoculés à chaque animal ».

Les premiers animaux succombèrent au bout de neuf à quinze jours ; à l'autopsie, on trouva « entre les

---

[1] Toutes les parties que nous citons *in extenso* dans ce chapitre sont empruntées à ce mémoire (147) qui est le seul de Petri.

anses intestinales, des restes du beurre injecté ; la surface des organes abdominaux est recouverte de membranes ; le foie adhère au diaphragme ; la rate est incluse
dans une fausse membrane inflammatoire ; le grand épiploon est enroulé sur lui-même et recouvert de nodules
blanchâtres ; il y a des granulations grises dans les
poumons ; les ganglions mésentériques sont tuméfiés
et en partie nécrosés ; dans ces nodules, dans ces ganglions, dans les fausses membranes, le microscope
révèle la présence d'un grand nombre de bacilles
résistants aux acides. »

II. Habitat

Petri a rencontré ses bacilles dans 52,9 pour 100 des
échantillons de beurre et dans 6,3 pour 100 des échantillons de lait examinés.

32,3 pour 100 des échantillons de beurre et 14,0
pour 100 des échantillons de lait, renfermaient de véritables bacilles de la tuberculose.

III. Morphologie

1° CARACTÈRES MORPHOLOGIQUES MICROSCOPIQUES

« Dans les masses caséeuses, dit Petri, ou dans
les fausses membranes, la forme de notre bacille rappelle à s'y méprendre celle des bacilles tuberculeux
qualifiée de « Coccothrix ». On observe aussi des individus courts, non granuleux. Dans les coupes des
granulations grises du poumon surtout nous avons
vu nos bacilles constituer de gros amas. »

Les éléments provenant des cultures pures ont des dimensions variables.

D'après Lehmann, et Neumann (106), le bacille de Petri, d'abord court et gros, rappelle, qnand il est âgé de 3 à 4 jours, les bacilles pseudo-diphtériques. Puis il s'allonge, se ramifie et ne saurait plus alors être différencié des espèces isolées par Rabinowitsch (150), ou par O. Korn (98) (100).

« Il partage ces caractères avec le bacille du fumier et le bacille de la timothée isolés par A. Moeller. » (Lehmann et Neumann) (106).

D'après Mayer (120), le bacille de Petri, présente parfois des ramifications très riches, se faisant à angle droit.

2° PROPRIÉTÉS DE COLORATION

Pour Petri : « Dans les préparat ons des fragments d'organes lésés il se colore d'une façon très analogue au bacille tuberculeux, en particulier dans les préparations des masses caséeuses des ganglions intercostaux ou sternaux et des fausses membranes abdominales. Toutefois, nous avons observé dans les préparations des granulations grises du poumon, traitées successivement, d'après le procédé ordinaire, par la fuchsine phéniquée, l'acide nitrique, l'alcool et le bleu de méthylène, que les bacilles n'étaient pas tous également rouges, mais présentaient toutes les teintes de passage en allant du rouge vif au bleu.

Dans les cultures le bacille est rouge entouré d'une substance glaireuse colorée en bleu.

Dans les coupes des organes qui ont séjourné assez

longtemps dans l'alcool, nous n'avons jamais pu obtenir une double coloration irréprochable, comme lorsqu'il s'agit de bacilles tuberculeux ; dans les coupes
colorées d'après le procédé de Ziehl, les bacilles étaient
colorés en bleu ; çà et là seulement apparaissait un
bacille ayant une légère tendance à conserver la matière colorante rouge. »

Lehmann et Neumann (106), ainsi que Mayer (120)
donnent les mêmes propriétés de coloration

3° CULTURES

Petri, obtint des cultures pures en ensemençant les
lésions des cobayes et en réensemençant les premières
colonies obtenues.

Voici d'après Petri, les caractères des cultures :

Le bacille pousse sur tous les milieux usuels.

Sur *gélatine*, ensemencée par piqûre, la croissance
se fait très lentement à l'intérieur du milieu, mais s'y
effectue un peu.

Sur *agar* : culture humide, jaunâtre, tantôt blanchâtre, tantôt orange, déjà bien développée le deuxième
jour ; après un certain temps, elle se plisse.

Sur *agar en plaques* : colonies arrondies.

En *bouillon* : odeur insignifiante, légère formation
d'indol.

D'après Mayer, le bacille de Petri-Rabinowitsch se
présente sous l'aspect de « colonies fortement plissées,
se colorant tardivement ».

Sur *agar* (Petri) elles présentent une sècheresse toute
spéciale : au début, elles sont constituées par une couche
humide, ridée, d'abord grisâtre ; puis au bout de huit

jours elles prennent une teinte jaune orange, se laissent détacher du milieu sous-jacent difficilement et par morceaux, par miettes, car avec le temps elle se sèche.

Sur *pomme de terre*, la colonie est très abondante, grise, humide.

En *bouillon*, il se développe en vingt-quatre heures un voile blanc, épais, bientôt plissé comme dans les vieilles cultures de tuberculose. Le liquide reste clair; il répand une odeur ammoniacale assez forte et désagréable. Même au bout de quatre jours il ne s'est pas formé de matière colorante.

« Au bout de quatorze jours, les cultures du bacille ne présentent aucune différence avec les cultures des bacilles des graminées et du fumier de Moeller, ou avec celles des bacilles d'Hormann et de Rubner. » Mayer (128).

Voici la description que donnent Lehmann et Neumann, dans leur livre, des cultures du bacille de Petri dont ils rapprochent les caractères de ceux des cultures des bacilles du fumier et de la timothée de Moeller :

Sur *agar glycérinée en plaques*, colonie abondante, humide, homogène, de couleur jaune orange, présentant au bout de quelque temps des élévures et bientôt des plis, se différenciant seulement par la couleur de la culture sur le même milieu du bacille de Rabinowitsch isolé du beurre.

Sur *gélatine* ensemencée en stries, les plis sont peu marqués, la végétation est moins exubérante que sur agar glycerinée. (Lehmann et Neumann) (106).

Sur *pomme de terre*, les colonies présentent les mêmes caractères que sur agar glycérinée.

Sur le *lait*, pas de voile ni de dépôt notables ; le milieu n'est pas coagulé, mais il devient parfois transparent et même gélatineux.

En *bouillon*, voile léger, le plus souvent le liquide reste clair, il se forme fréquemment un dépôt orange peu abondant qui constitue une colonne centrale quand on secoue le récipient (Lehmann et Neumann) (106).

Caractères de nos cultures[1]. — Nos cultures se sont rapidement développées ; au bout de vingt-quatre heures elles étaient déjà nettement visibles — Après quinze jours de développement, elles présentaient les caractères suivants :

Agar : culture crémeuse, vernissée, assez abondante, blanche, avec certains points mamelonnés sans plis nets.

Agar glycérinée : culture très exubérante, blanche, à tendance envahissante, crémeuse, vernissée sur les bords, plus sèche au centre, avec nombreux plis déterminant des aréoles.

Pomme de terre glycérinée : culture abondante, blanche, fixement grenue, humide, moyennement surélevée ; dans le liquide glycériné, trouble avec voile léger.

Carotte glycérinée : culture de même aspect, dont le blanc tranche sur le fond jaune de la carotte.

---

[1] Toutes les cultures que nous avons faites se sont développées à 38 degrés, sauf celles sur gélatine qui ont végété à 18 degrés.

Les caractères que nous en donnons correspondent, sauf indication contraire, à des cultures bien développées âgées de un mois.

Lait : liquide un peu trouble, brunâtre, pellicules crémeuses, jaune sale sur les bords.

IV. Caractères biologiques

D'après Petri (147), voici ces caractères ;

Ce bacille est immobile ; il végète lentement à la température ordinaire, mieux à 37 degrés ; il est surtout aérobie ; il ne liquéfie pas la gélatine. Nous avons pu vérifier l'exactitude de ces données [1].

V. Propriétés pathogènes

L'inoculation des tissus lésés par le beurre qui contient les bacilles spéciaux, ne provoque d'après Petri, aucune réaction chez le cobaye.

Les cultures pures injectées dans la cavité péritonéale de ces animaux ne causent un effet pathogène qu'inoculées en grande quantité ; cet effet pathogène est très notablement augmenté par l'inoculation concomitante de beurre stérilisé : Alors on reproduit à peu près les lésions observées par inoculation du beurre marchand non stérilisé.

Les fausses membranes sont constituées d'après Mayer (120), « par un fin tissu fibrineux contenant des cellules allongées, isolées les unes des autres, entremêlées de nombreux bacilles résistants aux acides ; autour de quelques amas, il se trouve des cellules rondes

---

[1] Lorsque nous ne donnons pas d'indications personnelles sur les caractères morphologiques ou biologiques, c'est que nous reconnaissons exactes celles des auteurs.

contenant les mêmes microorganismes ; généralement ceux-ci sont très nettement ramifiés. Le foie est graisseux, la rate petite, le pancréas présente un degré accentué de dégénérescence albumineuse. Au bout de cinq semaines les membranes de la cavité péritonéale sont devenues beaucoup plus conjonctives qu'au début de leur développement. Chez le lapin on obtient des lésions analogues ». Nous n'avons pas fait d'expériences personnelles [1].

[1] Le temps nous a manqué pour faire des expériences personnelles avec tous les bacilles que nous décrivons ; nous sommes donc contraints de nous en rapporter aux travaux des auteurs.

CHAPITRE III

BACILLE DU BEURRE DE L. RABINOWITSCH

Synonymie. — Bacille de Rabinowitsch — Bacille de Petri-Rabinowitsch — *Mycobacterium lacticola β perrugosum.*
(Lehmann et Neumann)

I. Découverte. — Isolement.

Mme L. Rabinowitsch (149) a conduit ses expériences à peu près de la même façon que Petri ; elle injectait
dans la cavité péritonéale le beurre en expérience
fondu et trituré pour en mélanger les diverses couches. Elle injectait 3 à 5 centimètres cubes.

II. Habitat.

Dans le beurre de Berlin, 33 pour 100 des échantillons, et dans le beurre de Philadelphia 26 pour 100
contenaient des bacilles ressemblant au bacille de la
tuberculose, lequel ne fut jamais rencontré par L. Rabinowitsch.

III. Morphologie.

1° CARACTÈRES MORPHOLOGIQUES MICROSCOPIQUES

Rabinowitsch (150) donne la description suivante de
son bacille; « La forme de notre bacille, dit Rabinowistch, est analogue à celle du bacille tuberculeux. Ordinairement les éléments sont isolés et alors ils sont fré-

quemment courbes ; quand ils sont très nombreux dans un tissu, ils forment des séries d'individus rangés plus ou moins parallèlement l'un à l'autre ; parfois, ils se présentent sous la forme de longs filaments non ramifiés ; parfois, au contraire, ils ont une tendance à se fragmenter irrégulièrement.

Ils sont toujours un peu plus gros que le bacille tuberculeux et portent sur un de leurs côtés une tuméfaction en forme de massue. »

D'après Lehmann et Neumann (106) la forme du bacille décrit par Rabinowitsch est la même que celle des bacilles découverts dans le beurre par Obermüller (143). « Ce bacille est constitué, disent-ils, par un bâtonnet plus ou moins long, rectiligne ou courbe, parfois fragmenté, portant fréquemment une dilatation en forme d'ampoule à l'une de ses extrémités ; dans les vieilles cultures, il est assez gros et présente souvent des formes filamenteuses et ramifiées. »

Moeller (131), dans son rapport sur les bacilles résistants aux acides, au Congrès de Londres, ne fait pas de description spéciale du bacille de Petri et de celui de Rabinowitsch. « Le bacille de Petri-Rabinowitsch, dit-il, présente, comme forme, une ressemblance très grande avec le bacille de Koch ; parfois il est un peu plus gros que lui ; dans son intérieur on peut quelquefois distinguer des grains plus fortement colorés que le reste de l'élément, comme cela s'observe chez le bacille tuberculeux. »

2° PROPRIÉTÉS DE COLORATION

D'après Rabinowitsch (150), dans les préparations

fraîches, colorées d'après la méthode d'Ehrlich ou d'après le procédé de Ziehl-Neelsen, les bacilles prennent la coloration caractéristique ; ils résistent donc aux acides et ne se laissent pas facilement distinguer des bacilles tuberculeux. Pour voir si les bacilles ressemblant au bacille tuberculeux peuvent être différenciés de ce dernier par les propriétés colorantes, comme c'est le cas pour le bacille du smegma, nous avons utilisé dit Rabinowitsch, la méthode de Bunge et Trautenrolh (38) et celle de Honsell. Pour rechercher les propriétés colorantes de notre espèce bactérienne, nous avons employé les cultures originales obtenues avec les lésions spécifiques, et les cultures déjà âgées d'un an réensemencées.

« Nous avions pris comme terme de comparaison des cultures de bacilles tuberculeux. Les préparations des bacilles tuberculeux et celles du bacille lui ressemblant furent laissées pendant quarante-huit heures dans l'alcool absolu, puis colorées avec de la fuchsine phéniquée, décolorées par de l'acide sulfurique étendu agissant pendant une à deux minutes, lavées, enfin recolorées par le bleu de méthylène. Nous n'avons constaté aucune différence entre les préparations des deux séries ».

« Des préparations des deux mêmes espèces de bacilles furent fixées pendant vingt minutes dans de l'acide chromique à 5 pour 100, lavées, colorées par la fuchsine phéniquée, décolorées par de l'acide sulfurique à 6 pour 100 pendant quatre minutes, et recolorées pendant cinq minutes par une solution alcoolique concentrée de bleu de méthylène. Dans ces conditions les bacilles ressemblant au bacille tuberculeux étaient colorés en rouge comme ce dernier. »

Pour Mayer (120), le bacille de Rabinowistch s'identifie pour les propriétés colorantes comme pour les autres caractères au bacille de Petri.

D'après Lehmann et Neumann (106), ce bacille de Rabinowitsch présente des propriétés colorantes superposables à celles des bacilles du beurre d'Obermuller, ou de Petri et des bacilles du fumier et des graminées de Moeller, auxquels ils renvoient pour la description de ces propriétés. « Comme eux, disent-ils, il reste coloré après le Gram ; il se colore par le bleu de méthylène, la fuchsine ordinaire ; il présente la même réaction colorante spéciale que le bacille tuberculeux Dans les préparations dégraissées, la coloration rouge après le Ziehl-Neelsen est moins intense. »

« Dans les frottis, dit Moeller (131), ce bacille (le bacille de Petri-Rabinowistch) se comporte vis-à-vis des matières colorantes exactement de la même façon que le bacille de la tuberculose ; dans les coupes, il résiste moins aux acides.

3ᵉ CARACTÈRES DES CULTURES

Les cultures pures furent surtout obtenues par Rabinowitsch en ensemençant les lésions des animaux morts au bout de plusieurs semaines.

CULTURES DE RABINOWITSCH. — D'après Rabinowitsch, sur *agar*, la culture est d'abord grasse, humide, ressemblant à du fromage ; vieille, elle est couleur orange ou cuivre et très plissée.

Agar enduite de beurre : colonies sèches, blanches, petites, prenant bientôt une teinte orange et devenant confluentes.

Pomme de terre : dépôt humide, grisâtre.

Gélatine en piqûre : petites colonies, isolées, le long du trait de piqûre.

En *bouillon* : voile plissé au bout de deux ou trois jours; liquide limpide. Odeur ammoniacale.

Sur *lait :* à la surface, crème jaune-rouge formant un anneau.

Caractères de nos cultures : sur *agar simple :* végétation visible au bout de vingt-quatre heures; âgée de dix-huit jours la culture est plate, crémeuse, blanchâtre, a une certaine tendance à se craqueler et à devenir sèche. Agée de plusieurs mois elle est sèche, fendillée, rougeâtre sur certains échantillons.

Agar glycérinée : la culture apparaît le deuxième jour; au bout de deux mois, elle est humide, jaune carotte.

Pomme de terre glycérinée : visible au bout de la première journée, la culture âgée de dix-huit jours est crémeuse, brillante, plissée, blanche; dans le liquide glycériné laiteux, voile abondant, dépôt considérable; aggluliné en boules, qui donne des tourbillons par l'agitation; au bout de deux mois, mêmes caractères, mais la culture est devenue couleur saumon, et s'est plissée.

Carotte glycérinée : culture de dix-huit jours : légèrement grenue, humide, grisâtre; liquide louche : dépôt abondant. Au bout de deux mois : culture assez abondante, grenue, crémeuse, jaunâtre.

Gélatine : culture abondante, au bout de dix-huit jours ; surélevée, sèche, un peu plissée, incolore. Au bout de deux mois, culture un peu plus exubérante, franchement surélevée et plissée par des stries transversales le long du trait d'ensemencement, blanche ; rien dans le liquide.

Sérum : culture insignifiante, léger enduit grisâtre, au bout d'un mois.

Lait : non coagulé, rosé, au bout de trois semaines.

Au bout de deux mois, croûte crémeuse assez épaisse

Bouillon simple : voile graisseux, blanchâtre, en fragments, à reflets irisés légers, dépôt floconneux; liquide limpide.

Bouillon glycériné : même aspect, dépôt plus abondant. Liquide assez limpide.

IV. Caractères biologiques

D'après Rabinowitsch (150) : Il se développe à la température ordinaire, lentement ; sa végétation est difficile à l'abri de l'oxygène.

Il ne liquifie pas la gélatine.

Il forme quelques petites quantités d'indol.

Les cultures contiennent de la matière grasse; traitées par la solution de Flemming elles prennent une teinte noire (méthode d'Unna).

V. Propriétés pathogènes

Les lésions des animaux ayant reçu dans la cavité péritonéale du beurre contenant le bacille, sont décrites par Rabinowitsch (150) de la façon suivante :

« Trois ou quatre semaines après l'inoculation des cultures pures, il se développe une péritonite fibreuse, dont les lésions enserrent les divers organes de la cavité abdominale ; sur le péritoine et sur le mésentère nodules et petites granulations grises ; ganglions mésentériques tuméfiés, parfois caséeux. Foie recouvert de nodules blanchâtres, et un peu hypertrophié. Tubercules dans les poumons, à la surface du parenchyme.

« Dans les ganglions, dans les nodules, bacilles résistants aux acides, rares dans le sang. »

Les résultats des expériences de L. Rabinowitsch (15o) ou de Mayer (12o), pratiquées pour rechercher le pouvoir pathogène du bacille du beurre de Rabinowitsch en culture pure, sont les mêmes que ceux obtenus avec le bacille de Petri.

VI. Résumé

L. Rabinowitsch (15o) résume de la façon suivante les points qui distinguent son bacille du bacille de la tuberculose.

« Ces deux bactéries sont à peu près identiques par les propriétés morphologiques microscopiques et les affinités pour les matières colorantes. Mais le bacille de la tuberculose est cultivé difficilement et ne se développe qu'à la température de l'étuve.

« Les bacilles que nous avons mis en évidence dans le beurre poussent déjà au bout de deux ou trois jours et sur n'importe quel milieu nutritif. La végétation de ces bactéries est plus exubérante que celle des vrais bacilles de la tuberculose et se fait, quoique plus lentement qu'à l'étuve, à la température de la chambre.

« Nos microorganismes produisent une matière colorante jaune cuivre ; en bouillon, la culture présente une odeur ammoniacale désagréable. Dans le bouillon glycériné ils forment un peu d'indol ; le bouillon se trouble fortement. »

VII. Considérations générales.

Les bacilles découverts par Petri (147) et ceux isolés par L. Rabinowitsch (149) (150) doivent-ils former deux variétés différentes d'une même espèce ou être regardés comme deux types identiques l'un à l'autre de la même variété ?

Lehmann et Neumann (106) dans leur *Bakteriologie* rapprochent le bacille de Petri, d'une part, de certains microorganismes résistants aux acides découverts par A. Moeller (125) et que nous étudierons plus loin et, d'autre part, du bacille de Rabinowitsch. Ils prétendent que Petri a isolé tantôt des microorganismes de la première variété, tantôt des éléments qu'il faut rapprocher de la seconde. Toutefois, disent-ils, « Petri semble avoir rencontré plus souvent cette dernière variété de bacille».

G. Mayer (120), dans son important article, décrit simultanément les bacilles de Petri et de Rabinowitsch. La plupart des bactériologistes allemands désignent le bacille dont nous parlons sous le nom de bacille de Petri-Rabinowitsch, ou simplement tantôt bacille de Petri, tantôt bacille de Rabinowitsch.

Petri (147) s'exprime de la façon suivante dans son article sur le bacille de Rabinowitsch : « L. Rabinowitsch chargée par Koch de continuer nos recherches a, par ses résultats, confirmé la découverte de nos nouveaux bacilles ».

L. Rabinowitsch dans son article de la *Zeitschrift für Hygiene* ne semble pas non plus considérer le bacille qu'elle a isolé du beurre comme différent de celui découvert avant elle par Petri.

A. Moeller (131) enfin, donne une courte description du « bacille du beurre de Petri et Rabinowitsch » ; « les microorganismes décrits par chacun de ces auteurs présentent, en effet, dit-il, si peu de différence entre eux qu'on peut les désigner sous un nom commun. »

D'ailleurs, comment en serait-il autrement? Ces deux bacilles ont été découverts dans le beurre de la même ville, Berlin, à peu près à la même époque, dans les mêmes conditions d'expérience, à peu de chose près selon un pourcentage équivalent.

Après avoir examiné nos préparations et nos cultures et comparé les données des auteurs, nous nous rangeons à l'avis de ceux qui confondent le bacille de Petri et le bacille de Rabinowitsch, et désignerons ces deux microorganismes sous un même nom « *le bacille de Petri-Rabinowitsch* ».

CHAPITRE IV

BACILLE I DE O. KORN

Synonymie: *Mycobacterium lacticola* γ *friburgense* (Lehmann et Neumann).

Korn a découvert deux nouveaux bacilles résistants aux acides assez différents l'un de l'autre pour mériter chacun une description spéciale. Il a étudié ce premier bacille dans deux articles (98) (99).

I. Découverte. Isolement.

Korn (99) injectait 4 centimètres cubes de chaque échantillon de beurre dans la cavité péritonéale de cobayes, après l'avoir fondu et trituré, comme les auteurs précédents. A l'autopsie des animaux, les lésions étaient ensemencées et réinoculées sous la peau d'autres animaux.

«Compte rendu de *l'autopsie d'un cobaye tué soixante dix-huit jours après l'injection.*

« Dans le diaphragme, à gauche du centre tendineux se trouve un tubercule caséifié, de la grosseur d'un pois, tandis que presque toute la portion droite du muscle est un bloc caséeux, dur, qui fait adhérer le foie au diaphragme. A la surface du lobe droit du foie, il y a un tubercule gros comme un grain de mil, et un autre

caséifié, gros comme un pois, qui se laissent assez facilement énucléer du tissu hépatique. Les ganglions mésentériques ne sont pas modifiés. Les ganglions du bassin
sont tuméfiés et infiltrés. Les ganglions lombaires et
iliaques droits sont conglomérés en une masse granuleuse large de 3/4 de centimètres et longue de 3 centimètres, très ferme, pas encore caséeuse, tandis qu'à
gauche au niveau des mêmes ganglions, le processus
s'est beaucoup plus étendu, car les mêmes organes
sont transformés en une masse caséeuse et purulente
par endroits. Au niveau du rein et des uretères, pas
de tubercules. Paroi postérieure de la vessie épaissie
et en partie caséifiée. Reins et rate tuméfiés, sans
tubercules. »

II. Habitat.

Rencontré dans le beurre de Fribourg, une fois sur
deux échantillons.

III. Morphologie.

1º CARACTERES MORPHOLOGIQUES MICROSCOPIQUES.

Dans les frottis des organes, les bacilles présentent
« une forme et des dimensions à peu près semblables à celles des bacilles de Koch (bacilles longs ou
filaments parfois ramifiés, ganglions purulents d'une
souris.) (98).

« Elevé en bouillon, il a une forme analogue à celle
du *Bacillus coli*, il est un peu plus long que lui et légèrement infléchi. Sur agar, les bacilles sont un peu plus
grêles. Dans les vieilles cultures sur agar et sur sérum,
ils prennent l'aspect de « Coccothrix ». Sur pomme de

terre cuite, ils apparaissent sous forme de cocci, de diplocoques et surtout de bacilles courts, un peu courbes, plus ou moins gros ; quelques-uns rappellent la tête des spermatozoïdes ou les parties d'un nodule d'actinomycose qui a éclaté. Sur betterave cuite, au bout de trois ou quatre jours, les bacilles ressemblent à des staphylocoques. Enfin il est plus court quand il a été élevé à la température ordinaire que lorsqu'il s'est developpé à l'étuve » (98).

2° PROPRIÉTÉS COLORANTES

Nous donnons ces propriétés d'après Korn (98) :

« Ce bacille se colore mal par les couleurs d'aniline ordinaires ; bien coloré par le violet de gentiane aniliné, la fuchsine anilinée chauffée, il reste coloré après le Gram. »

Il se colore par la méthode de Ziehl-Neelsen, mais résiste un peu moins aux acides que le bacille de la tuberculose ; il supporte pendant une minute l'acide sulfurique à 10 pour 100 sans se décolorer. Il se comporte comme le bacille de Koch vis-à-vis de toutes les méthodes de coloration employées pour déceler celui-ci.

Par le bleu de méthylène étendu, il se colore uniformément quand il est jeune ; il prend l'aspect de « Coccothrix », comme le bacille de la tuberculose aviaire ou humaine dans les vieilles cultures.

Il ne perd pas ces propriétés colorantes spécifiques après son passage par le corps des animaux, le séjour dans le sol ou l'action prolongée pendant deux mois de la formaline à 4 pour 100 ou de l'alcool absolu avant l'essai de coloration.

Jamais Korn n'a observé de substance mucilagineuse autour des éléments microbiens.

3° CARACTÈRES DES CULTURES

D'APRÈS KORN. — Notre bacille, dit Korn (98), pousse à la température ordinaire *sur gélatine* ensemencée par piqûre, ce que ne fait pas le bacille de la tuberculose ; au bout de trois jours il se forme à la surface du milieu un dépôt mat, blanc, un peu surélevé. Peu de développement autour du trait de piqûre.

Sur *agar en piqûre*, à 37 degrés, à la surface, colonies rondes, grisâtres, à bord surélevé, à centre ombiliqué.

Sur *agar glycérinée en stries*, à 37 degrés, au bout de vingt-quatre heures couche épaisse, blanche, brillante ; dépôt dans l'eau de condensation. Au bout de deux jours plis transversaux, à la surface de l'eau de condensation voile qui gagne les parois du récipient.

Quand l'agar commence à sécher il se forme une matière colorante cuivre clair. Cette formation de matières colorantes est ralentie si la culture est élevée dans l'étuve, accélérée si on transporte à la température de la chambre des cultures grises ayant poussé à la température de l'étuve.

Bouillon peptoné : voile assez épais à la surface, qui parfois apparaît déjà au bout de deux jours à 37 degrés ; si on secoue le bouillon de petites particules du voile tombent au fond ; le voile se reforme aux parties libres.

En bouillon très acide : pas de végétation ; notre bacille pousse bien en bouillon *neutre* ou *alcalin* et y répand au bout de peu de temps une odeur forte, désagréable, qui, toutefois, ne peut pas être appelée ammoniacale (Rabinowitsch, 150).

En *bouillon peptoné glycériné*, rapide végétation.

Dans le *lait :* au bout de six jours, le milieu n'est pas modifié ; au bout d'un temps plus long le *lait* écrémé se colore en gris et il se forme un léger dépôt, mais il ne se coagule pas.

Le *lait complet* ou la *crême fraîche* se colorent surtout sur le bord en cuivre clair.

Sérum de cheval glycériné ou non glycériné : le bacille croît plus lentement que sur agar glycérinée ; au bout de sept ou huit jours le milieu se colore lenment en orange clair ou en jaune sale.

Pomme de terre : on ne voit pas encore la culture au bout de vingt-quatre heures, à 37 degrés ; au bout de quarante-huit heures colonie mate, blanche, peu surélevée, qui prend bientôt une couleur brunâtre.

Croît sur *betterave, carotte, navet, riz cuit.*

Caractères de nos cultures. — *Agar simple :* visible déjà au bout de vingt-quatre heures, la culture est crémeuse, lisse, luisante, peu mamelonnée, pas de plis, un peu grisâtre ; jeune, elle ressemble aux cultures sur le milieu suivant. Même aspect au bout de deux mois de développement.

Agar glycérinée : au dix-huitième jour, la culture est crémeuse, avec quelques petits mamelons et quelques légers plis, de teinte jaune d'œuf ; âgée de quatre mois, elle est abondante, très surélevée, plissée en forme de circonvolutions cérébrales, irrégulièrement ; couleur croûte de pain dorée, parfois blanc-crème. Sur un des échantillons la culture est d'un rouge brique très foncé (trois mois).

Pomme de terre glycérinée : au dix-huitième jour, vernis crémeux, plissé en certains points, devenant rose-sale au bout d'un mois ou un mois et demi. Dans l'eau glycérinée, voile et dépôt assez abondants.

Carotte glycérinée : la culture ressemble beaucoup à celle sur pomme de terre : crémeuse, luisante, plate quand elle est jeune ; âgée, elle se plisse, devient plus sèche, et jaunit. Au même âge que la pomme de terre (trois mois), elle est souvent beaucoup plus rougeâtre, d'un pouvoir chromogène bien plus accusé.

Gélatine : au bout de dix-huit jours, culture abondante, blanc-crème, non plissée ; le milieu n'est pas liquéfié.

Sérum de cheval gélifié : colonies luisantes, transparentes, peu surélevées, peu étendues. Pas de coloration.

Lait : coloré, au bout de dix-huit jours en jaune brun sale, n'est pas coagulé. Deux mois : teint en brun sale sur les bords.

Bouillon simple ; dépôt jaune sucre d'orge, visqueux ; léger voile jaunâtre.

Bouillon glycériné : beau voile, sec, blanc, plissé, rappelant l'aspect de gouttes de bougies dans l'eau, liquide clair ; dépôt abondant, blanc, formant grillage.

IV. Caractères biologiques.

D'après KORN (98), ils sont les suivants :

Température optima de développement : 37° ;

Dans l'hydrogène la végétation est maigre. Les bacilles sont immobiles. Ils n'ont pas de spores.

Des cultures conservées deux mois à la lumière diffuse et à la température de la chambre peuvent être réensemencées. Elles supportent sans dommage une exposition de douze heures à la lumière du soleil.

Le bacille ne forme qu'un peu d'indol, et pas de gaz ; il forme de l'alcali dans le bouillon glycériné ou simple.

V. Propriétés pathogènes (d'après Korn) (98).

1° Absorbant le bacille par ingestion, les animaux restent indemnes ;

2° Par injection sous-cutanée ou intra-péritonéale les cobayes et les lapins ne présentent jamais d'infection généralisée, si on n'injecte pas en même temps que les bacilles du beurre stérilisé. Les cultures pures, inoculées en grande quantité produisent un abcès au niveau de la région inoculée.

… Chez les souris blanches on obtient, en opérant de la même façon, des granulations jusqu'à l'intérieur des différents viscères abdominaux ou thoraciques. Au microscope, ces granulations contiennent une zone de caséification à peu près typique, mais pas de cellules géantes.

VI. Considérations générales.

On voit d'après les caractères que donne Korn de son bacille, que celui-ci se distingue par beaucoup de points du bacille de la tuberculose et se rapproche par d'autres du bacille de Petri-Rabinowitsch[1]

---

[1] Nous n'avons fait aucune expérience de contrôle sur le bacille de O. Korn, Lehmann et Neumann (106), Nikitine (139), donnent la même description que Korn.

CHAPITRE V

BACILLE II DE O. KORN

Synonymie : Bacille II du beurre de Korn = *Mycobacterium* lacticola
δ *Friburgense* (Lehmann et Neumann (106).

Ce bacille a été étudié par Korn dans un seul
article. (100).

I. Découverte. — Isolement.

Korn (100) a isolé son second bacille des lésions
d'un cobaye inoculé dans la cavité péritonéale avec
4 centimètres cubes de beurre et tué au bout de quarante-trois jours.

Résultat de l'autopsie : Nombreux tubercules dans
le foie ; grosse masse située le long de la courbure de
l'estomac, faisant corps avec cet organe. Gros tubercule à la partie postérieure de la rate. Tubercules dans
le diaphragme.

Il ensemence les lésions sur du sérum de cheval glycériné et sur de l'agar glycérinée; « cinq jours après, on
trouva, dit-il, sur ces milieux des cultures pures d'un
bacille spécial, résistant aux acides ».

II. Habitat.

Rencontré une fois dans le beurre de Fribourg.

III. Morphologie.

1° CARACTÈRES MORPHOLOGIQUES MICROSCOPIQUES

« Microorganisme représenté par de petits bâtonnets de une à trois fois plus longs que larges, souvent de forme irrégulière, portant des massues non ramifiées (Korn, 100).

2° PROPRIÉTÉS DE COLORATION

« Se colore assez bien par les couleurs d'aniline ordinaire. Reste coloré après le Gram ; n'est pas décoloré, dans la méthode de Ziehl-Neelsen, par l'acide sulfurique . Il est beaucoup moins sensible à l'action décolorante de cet acide que le bacille I. Il résiste trois minutes à l'action de l'acide sulfurique à 10 pour 100. Le long séjour dans le sol ou le passage à travers les animaux ne modifie pas ces propriétés de coloration » (Korn, 100).

3° CARACTÈRES DES CULTURES

D'APRÈS KORN. — Ce bacille ne végète pas sur *gélatine* à la température de la chambre, et très peu sur *agar simple* dans les mêmes conditions de température.

Sur *agar glycérinée* : le troisième jour, végétation assez nette ; culture sèche et un peu sombre, dès le début colorée en jaune-orange.

Sérum de cheval glycériné : culture brillante, jaune orange clair.

Pomme de terre : même à 37 degrés, culture à peu près insignifiante.

Lait : peu modifié.

Bouillon glycériné : voile mince ; liquide clair ; léger dépôt.

ASPECT DE NOS CULTURES. — *Agar simple:* culture commençant à apparaître sur le milieu vingt-quatre heures après l'ensemencement, chose rare pour ce bacille, qui végète, relativement aux autres bacilles résistant aux acides, avec quelque difficulté ; la culture devient crémeuse, luisante, jaune d'œuf ou jaunâtre.

Agar glycérinée : au début, même aspect que sur agar simple, puis la culture devient jaunâtre, ou parfois saumon.

Pomme de terre glycérinée : le septième jour, culture à peine visible. Au bout de dix-huit jours, culture peu abondante, constituée par quelques colonies jaunâtres, par endroits crémeuses ; pas de végétation au niveau du liquide glycériné, sauf un léger dépôt.

Carotte glycérinée : culture peu abondante, crémeuse, avec de petits mamelons, non plissée, jaune d'œuf au bout de vingt jours ; jaune d'or après un mois et demi. Petit dépôt dans l'eau glycérinée.

Gélatine : au bout de dix-huit jours : culture peu abondante, peu surélevée, mince, mate, plissée ; au bout de deux mois : même aspect.

Sérum : culture maigre, crémeuse, peu surélevée, luisante, jaunâtre, grenue.

Lait : le milieu prend, vers le vingtième jour, une coloration rose sale et il se forme une croûte à la surface ; au bout de deux mois : croûte jaunâtre sale.

Bouillon simple : liquide sale, léger voile, un peu de dépôt brunâtre.

Bouillon glycériné : culture très peu abondante, liquide très limpide, ébauche de voile, dépôt finement granuleux, blanchâtre, assez abondant.

IV. Caractères biologiques.

Température optima : environ 37 degrés; ce bacille n'a pas de mouvements propres ; il ne forme pas d'indol ; il forme de l'alcali; on n'a pas observé de spores ; il résiste bien à l'action de la lumière solaire ; il ne coagule pas le lait (d'après Korn (100) et nos observations personnelles).

V. Propriétés pathogènes.

« Les souris blanches ne sont pas infectées par les cultures pures de ce microorganisme, pas plus que les poules, les pigeons ou les cobayes. Seuls, les lapins ne sont pas réfractaires. Après inoculation de 2 centimètres cubes de culture sur agar, sous la peau ou dans la cavité péritoniale de ces animaux, on observe des lésions thoraciques et abdominales en tout semblables à des lésions tuberculeuses typiques et un abcès au niveau de la région inoculée. Dans les lésions ressemblant aux lésions tuberculeuses, on a trouvé des cellules géantes typiques, en particulier dans les poumons des cobayes inoculés avec le beurre marchand, contenant le bacille II. » (Korn) (100).

On voit combien sont remarquables ces lésions, que nous n'avons pas vérifiées.

VI. Considérations générales.

Ce bacille II, de O. Korn, nous semble avoir une physionomie bien personnelle, grâce à ses caractères nets et spéciaux.

CHAPITRE VI

BACILLE DU BEURRE DE COGGI

Coggi a publié sur son bacille résistant aux acides un seul mémoire (45).

I. Découverte. — Isolement.

Coggi (45) injectait dans la cavité péritonéale de cobayes 2 centimètres cubes du beurre milanais préalablement fondu et trituré.

Des lésions spéciales qu'il observa chez certains cobayes, Coggi (45) retira le bacille qu'il décrit. Ces lésions étaient constituées par « de petits nodules grisâtres parsemés sur le péritoine, ainsi que des abcès plus ou moins volumineux, surtout dans la région spléno-rénale. Le foie et la rate ne sont pas hypertrophiés. Rien aux poumons. Ces nodules avaient une structure fibreuse ; les fibres renfermaient des produits de désintégration et quelques cellules dégénérées. Pas de cellules géantes. » (D'après Coggi, (45).

II. Habitat.

Coggi (45) rencontra ses bacilles dans 17,89 pour 100 des échantillons du beurre de Milan, alors que 2,12 pour 100 seulement contenaient de vrais bacilles de la tuberculose.

Il a aussi rencontré, dans les échantillons de beurre, des bacilles qu'il a obtenus en culture pure et qui se distinguaient du bacille de Koch ; ils ne résistaient pas à la décoloration par les acides, mais leurs cultures végétaient rapidement et possédaient un pouvoir chromogène très net.

III. Morphologie.

1° CARACTÈRES MORPHOLOGIQUES, MICROSCOPIQUES

Petits bâtonnets fins, ressemblant au bacille de la tuberculose, toujours isolés, quelquefois un peu courbes (d'après Coggi, 45).

2° PROPRIÉTÉS DE COLORATION

Il résiste à la décoloration par les acides et reste coloré par le Gram (d'après Coggi. 45).

3° CARACTÈRES DES CULTURES

D'APRÈS COGGI. — *Gélatine* (piqûre) : développement lent, sauf à la surface où il se forme un dépôt humide, blanchâtre.

Gélatine (stries) : colonies granuleuses, arrondies, à bords crénelés, jaunâtres.

Agar : culture blanche, molle, crémeuse, jaunissant à la longue.

Sérum glycériné : même aspect ; la coloration est plus marquée.

Pomme de terre : dépôt humide, gris.

Bouillon (simple ou glycériné) : voile au bout de quarante-huit heures ; dépôt filamenteux, liquide limpide.

Lait : pellicule jaunâtre à la superficie.

CARACTÈRES DE NOS CULTURES. — Les cultures sont

bien développées déjà au bout de quarante-huit heures ; après quinze jours de végétation, elles présentent les caractères suivants :

Agar simple : colonies blanches, grenues, avec petits points blancs surélevés, moyennement exubérantes.

Agar glycérinée : culture très abondante, d'un blanc éclatant, formée par de petits mamelons un peu plissés.

Carotte : culture blanche, un peu jaunâtre, beaucoup plus pâle que le rouge vif du milieu nutritif ; formée de petits mamelons plissés et contournés ; sur le liquide du fond, voile graisseux, assez abondant :

Pomme de terre : culture peu abondante, léger voile grisâtre, à peine distinct du fond. Voile abondant, graisseux, plissé, sur l'eau glycérinée.

Lait : peu modifié, pas de pellicule colorée.

Bouillon ordinaire : voile blanc peu épais, d'où s'échappent de très nombreux filaments ne troublant pas le liquide.

Bouillon glycériné : voile exubérant, blanc, sec, à plis gros et larges ; liquide parfaitement limpide.

Nous avons cultivé sur différents milieux les bacilles « non résistants aux acides » que Coggi (45) a découverts dans le beurre de Milan en même temps que son bacille « résistant aux acides ».

Ces cultures présentaient des colorations diverses et un aspect très semblable à certains bacilles de Tobler, se développant aussi très rapidement ; elles répondaient aux descriptions données par Coggi.

Peut-être ces bacilles constituent-ils des micro-organismes « résistants aux acides » dégénérés en quelque sorte, ayant perdu leur propriété de coloration spéciale.

IV. Caractères biologiques.

Le bacille « résistant aux acides » de Coggi est immobile ; il ne liquéfie pas la gélatine ; ne coagule pas le lait ; ne forme pas d'indol ; se développe à la température ordinaire assez facilement (Coggi, 45).

V. Propriétés pathogènes.

Coggi (45) donne, en substance, les caractères suivants pour le pouvoir pathogène de son bacille :

Ce bacille est pathogène en culture pure quand il est inoculé dans la cavité péritonéale des cobayes ; mais les lésions ont une tendance très marquée à la guérison spontanée ; des animaux, sacrifiés douze à seize jours après l'inoculation, présentent des lésions plus accentuées que ceux sacrifiés après trente-sept à trente-huit jours. Chez ces derniers : adhérences entre les viscères abdominaux ; chez les premiers : lésions analogues à celles que Coggi a obtenues avec le beurre marchand contenant les bacilles en question. Inoculées sous la peau, les cultures pures forment un petit abcès qui guérit. Le bacille n'est pas pathogène pour les lapins ou les pigeons.

VI. Considérations générales.

Ce bacille de Coggi présente des ressemblances remarquables avec celui de Petri-Rabinowitsch. D'ailleurs Coggi lui-même le rapproche de ce dernier bacille.

CHAPITRE VII

BACILLES DE MARIA TOBLER

CONSIDÉRATIONS GÉNÉRALES SUR LES BACILLES DE TOBLER

Manuel opératoire employé par Tobler (172).
Compte rendu général de ses expériences [1]

Douze échantillons de beurre prélevés dans différents magasins ou métairies de Zurich furent examinés. Chacun d'eux fut injecté à 3 ou 4 cobayes, à l'un sous la peau de la cuisse, aux autres dans la cavité péritonéale. On commençait par liquéfier une certaine quantité du beurre en expérience, 4oo à 5oo grammes, en le plaçant dans l'étuve à 37 degrés. Après avoir trituré la masse fondue, de façon à mélanger les diverses couches, on laissa le beurre au repos jusqu'à ce que toute la graisse se fût rassemblée à la surface et on procéda aux inoculations de la façon suivante : 4 ou 5 centimètres cubes de cette graisse claire furent injectés dans la cavité péritonéale d'un cobaye ou sous la peau. Le reste, décanté le plus exactement possible, fut mélangé avec les quelques gouttes de graisse restées

---

[1] Mme Tobler est la seule qui ait étudié, dans un article unique, ses microorganismes. Tout ce qui se trouve entre guillemets dans le chapitre VII est emprunté à cet article.

dans le récipient et d'autres animaux furent inoculés avec 2 à 5 centimètres cubes de cette matière.

Mme Tobler a également employé un manuel opératoire indiqué par Roth (154) : après avoir secoué vigoureusement 5 grammes de beurre dans de l'eau stérilisée, elle centrifugeait ; ainsi elle obtenait un dépôt, absolument dépourvu de graisse qu'elle injectait aux animaux.

« Pour l'examen histologique des organes, dit Mme Tobler, ceux-ci étaient durcis dans la formaline, inclus dans la paraffine et répartis en coupes minces qu'on colorait à l'éosine-hématoxyline. »

L'auteur employa toujours, pour la coloration spéciale des bactéries, deux procédés :

« 1° Soit l'action de la fuchsine phéniquée chaude, suivie de décoloration pendant une demi-heure par un mélange d'alcool et de chlorure de sodium à 5 pour 100, et recoloration par le bleu de méthylène.

« 2° Soit la coloration préalable à l'éosine, suivie de l'action de la liqueur de Gram. »

Naturellement, Mme Tobler fit toujours l'étude macroscopique des organes des animaux inoculés ; elle ensemença différents milieux nutritifs avec les lésions et réinocula avec elles des cobayes.

Sur les 12 échantillons de beurre examinés, 5 donnèrent un résultat négatif à tous les points de vue ; 2 furent trouvés contenant des bacilles de la tuberculose qui furent obtenus en culture pure ; les lésions des cobayes inoculés reproduisirent chez d'autres animaux des lésions typiques de tuberculose. Des cinq autres échantillons restant, Mme Tobler isola des microorganisme acido-résistants, qui présentent des propriétés particulières.

BACILLE I DE TOBLER

I. Découverte. — Isolement. — Habitat.

L'animal dont fut isolé ce bacille fut tué soixante-dix jours après l'inoculation du beurre sous la peau. Quelques jours après l'injection il présenta au niveau du point d'inoculation un abcès gros comme une noix qui était presque guéri au moment de la mort. A l'autopsie le cobaye fut trouvé normal. Il avait perdu 160 grammes de poids. On rencontra au niveau de l'abcès, un dépôt purulent ; dans le pus de l'abcès et de ce dépôt on décela des bacilles acido-résistants qui furent obtenus en culture pure (d'après Tobler).

II. Morphologie.

1° CARACTÈRES MORPHOLOGIQUES MICROSCOPIQUES

« Ce bacille est, dit Mme Tobler, de longueur variable, toujours nettement plus long que large, rectiligne ou légèrement infléchi, avec des renflements en forme de massue, de rares filaments ramifiés, beaucoup d'éléments granuleux ; souvent les bacilles sont rangés parallèlement les uns aux autres ; dans les cultures en bouillon surtout on rencontrait des amas assez considérables, des filaments, ramifiés ou non, figurant des S ».

2° CARACTÈRES DE COLORATION

« Ce bacille se colore à froid par les couleurs d'aniline ordinaire, il reste coloré après le Gram » (Tobler).

De plus « il résiste à la décoloration par les acides, même dans les vieilles cultures ou dans les coupes histologiques ; les filaments ont une tendance à se laisser décolorer. Une longue action de l'alcool sur notre bacille le rend moins résistant à la décoloration par les acides ». (Tobler).

3° CARACTÈRES DES CULTURES

D'APRÈS Mme TOBLER. — Ce bacille pousse sur tous les milieux ordinaires ; à 37 degrés sa végétation apparaît au bout d'un à trois jours ; à la température ordinaire, au bout de six à dix jours.

« Sur *agar* (piqûre), la culture est abondante, jaune, plissée à la surface du milieu ; rare autour du trait de de piqûre.

« *Agar glycérinée* (stries).— Le deuxième jour, végétation fine, blanche, le long des traits d'ensemencement ; après quatre à six jours culture jaune foncé, humide, graisseuse, brillante, à bords surélevés, nettement plissée. Au bout d'un à deux mois, le ton passe à l'orange, les plis deviennent plus marqués et surtout plus nombreux ; la culture reste humide et bien distincte du milieu, surélevée au-dessus de lui. Dans des cas rares la formation de couleur manque, les colonies isolées sont rondes, à centre sombre, à bords clairs. Bientôt se développe un dessin intérieur, visible microscopiquement, très caractéristique. Le centre de la colonie est ombiliqué.

« *Agar glycérinée* (piqûre) dépôt abondant, jauni, plissé, cela à la surface. Dans le canal, végétation peu abondante, très fine à la partie inférieure.

« *Gélatine :* en (piqûre) ; végétation lente et pauvre.

« Sur plaques : dépôt jaune blanchâtre, mince, sans plis, dans les vieilles cultures, brun jaunâtre.

« *En bouillon :* le deuxième jour, dépôt jaune filamenteux, léger voile, pas de trouble. Dans les vieilles cultures : dépôt plus volumineux, pouvant prendre la forme de colonnes quand on agite le ballon ; le voile devient plus épais, se plisse, jaunit, croît le long des parois du récipient. Liquide clair, sans odeur.

« *Bouillon sucré :* végétation analogue, plus abondante.

« *Sérum :* culture jaune, humide, fine sur les bords. Pas de plis. Ne dépasse pas la surface.

« *Lait :* non coagulé.

« *Pomme de terre :* culture blanc gris, humide, devenant jaune orange et se plissant. »

CARACTÈRES DE NOS CULTURES[1]. — *Agar simple :* enduit gras uniforme, incolore, sur lequel se détachent quelques petits grains d'un rose violacé, aussi bien sur les cultures d'un mois et demi que sur celles de dix-huit jours ; dans l'ensemble teinte violette.

Agar glycérinée : culture constituée par de petites colonies confluentes, plus ou moins surélevées, rouge vermillon.

Pomme de terre glycérinée : petites colonies arrondies, humides, plus ou moins nombreuses suivant les échantillons ; toujours rouge corail ; grains et flocons rouges dans le liquide.

[1] Pour les cultures des bacilles de Tobler, comme d'ailleurs pour toutes les cultures que nous avons faites, lorsque nous n'indiquons pas de date, la description répond à leur aspect au bout de trente jours environ de développement.

Carotte glycérinée : culture mamelonnée, très surélevée, grenue, rouge corail.

Gélatine : culture abondante, d'apparence plutôt sèche, rouge vermillon; à deux mois : même aspect exubérant, rouge corail avec des stries transversales.

Sérum : colonies rares, peu surélevées, colorées en rose pâle.

Lait : très peu coloré; à la surface, pellicule rose-vif; dépôt de même couleur.

Bouillon simple : voile mince, visqueux, un peu brillant, rosé, liquide limpide, peu de dépôt.

Bouillon glycériné : culture peu abondante, léger voile blanchâtre grenu, liquide limpide ; dépôt peu abondant, granuleux.

III. Propriétés biologiques.

Ce bacille forme de l'indol, il ne forme pas de gaz, il ne liquéfie pas la gélatine, il forme de l'acide. Il résiste à un chauffage à 6o degrés pendant une heure, sans perdre le pouvoir de résister aux acides. Chauffé à 8o degrés pendant dix minutes il est tué (Tobler).

IV. Propriétés pathogènes.

Ces propriétés sont résumées de la façon suivante par Mme Tobler :

Chez les cobayes, après injection intra-péritonéale d'une culture pure ou de petites quantités d'organes malades, on observe une augmentation de volume et çà et là un ramollissement des ganglions inguinaux et mésentériques, ainsi que la formation de granulations isolées dans le péritoine ; l'animal continue à se porter bien.

L'injection intra-péritonéale d'une grande quantité de culture pure cause au bout de peu de jours une infection générale avec invasion des bacilles dans les organes et dans le sang, suivie d'une mort rapide.

L'injection sous-cutanée d'une culture pure cause un abcès local, avec passage des bacilles dans les ganglions les plus rapprochés.

Une injection simultanée de culture pure et de beurre stérilisé crée une péritonite à membranes avec forte réaction générale, invasion des bacilles dans le sang et mort en quatre à six jours.

Chez un lapin ayant reçu de la culture pure dans le péritoine on observa une maladie du péritoine et des ganglions analogue à de la tuberculose avec granulations caséeuses, l'animal fut tué au bout de dix jours, on ne put pas observer le cours de la maladie. Un autre lapin, inoculé dans une veine avec des fragments des organes malades et tué au bout de huit à dix jours, avait des bacilles encore vivants dans le sang, dans quelques organes et dans certains ganglions.

Chez une souris blanche, l'injection d'une quantité légère de culture pure dans le péritoine produisit au bout de huit à dix jours des tubercules dans le péritoine ; l'injection intra-péritonéale d'une grande quantité de culture pure causa une infection généralisée avec mort au bout de quarante-huit heures.

Mᵐᵉ Tobler ne trouve jamais de cellules géantes dans les lésions.

V. Considérations générales.

« Notre bacille I, dit Mme Tobler, présente la

plus grande ressemblance avec le Gras bacillus II de Moeller (127). Mais je n'ai jamais observé les ramifications que Moeller donne comme étant carctéristiques de son bacille ». « Par injection des cultures pures de son bacille dans la cavité péritonéale de cobayes, il a obtenu des résultats presque identiques à ceux obtenus avec le vrai bacille de la tuberculose, ce qui ne correspond pas avec les résultats de mes expériences. L'identification de ces deux bacilles reste donc à démontrer. »

BACILLE II

I. Isolement.

« Ce bacille fut isolé d'un cobaye qui avait reçu 2 centimètres cubes de beurre dégraissé, dans la cavité péritonéale. On le sacrifia au bout de soixante-trois jours, il pesait 355 grammes au début de l'expérience, 450 grammes à sa mort (Tobler). »

A l'*autopsie :* les muscles sont brun pâle, les ganglions inguinaux un peu tuméfiés, l'épiploon très épaissi, avec des granulations nombreuses, grosses comme des lentilles ; mêmes granulations dans la paroi de l'estomac et dans le diaphragme. Rate, foie et rein recouverts d'un dépôt blanchâtre et adhérent aux parties environnantes, dans la profondeur des adhérences plusieurs abcès gros comme des lentilles ou des haricots, contenant du pus blanc ; ganglions rétropéritonéaux et mésentériques nettement augmentés de volume, ainsi que les ganglions rétrosternaux, parfois ramollis en bouillie, d'autrefois durs. Pas de lésions dans les autres organes. Prépara-

tions du pus des granulations et des ganglions : bacilles
résistants aux acides en nombre moyen ; sur une plaque
d'agar, il pousse au bout de vingt-quatre heures une
culture fine de ces bacilles. Examen histologique des
lésions : beaucoup de tissu conjonctif et de cellules
rondes (d'après Tobler).

II. Morphologie.

1° CARACTÈRES MORPHOLOGIQUES MICROSCOPIQUES

« Ces bacilles sont de longueur et de largeur variables ; il y a des formes filamenteuses dans les cultures
sur agar âgées de deux à trois semaines ; ces filaments
sont ramifiés ; il existe aussi des formes en massues et
des éléments granuleux » (Tobler).

2° CARACTÈRES DE COLORATION

« Ce bacille résiste bien à la décoloration par la
méthode de Gram   Par la méthode de Ziehl-Neelsen il
se montre moins résistant aux acides que le bacille I.
Il est peu résistant dans les coupes ».

Nous avons pu vérifier ces données dans nos préparations.

3° CARACTÈRES DES CULTURES

D'APRÈS Mme TOBLER : la végétation se fait rapide
ment et abondamment sur tous les milieux ordinaires à
37 degrés, les cultures sont visibles au bout de vingt-
quatre heures. Le Bacille pousse à la température de
la chambre et plus vite que la bacille I.

Sur *agar* (stries) : culture humide plissée qui « devient
sèche au bout de quelques semaines et prend une teinte
brunâtre ».

Agar (piqûre) un peu de végétation dans le milieu.

Gélatine : culture peu abondante, non colorée, non plissée.

Pomme de terre : culture brun-jaune, peu plissée sèche.

Lait : voile blanchâtre.

Bouillon : voile blanc, plissé, devenant brun rosé; odeur désagréable.

Caractères de nos cultures. — *Agar simple.* — Culture crémeuse, blanchâtre, vernissée; le développement commence au bout de vingt-quatre heures.

Agar glycérinée. — Culture exubérante, blanche, légèrement vernissée, uniforme en certains points, surélevée et plissée en d'autres. Elle ressemble beaucoup aux cultures, sur le même milieu, de tuberculose bovine de Moeller et du « Milchbacillus » du même auteur.

Pomme de terre glycérinée. — Culture vernissée, graisseuse, jaunâtre; rien dans le liquide au bout de dix-neuf jours; au bout d'un mois, enduit brun sale et brillant sur certains tubes, jaunâtre sur certains autres. Dépôt moyennement abondant et pellicule assez abondante.

Carotte glycérinée. — A dix-huit jours, culture brillante, graisseuse, rose clair, rien dans le liquide. Au bout de quarante jours, enduit assez épais, crémeux, brillant, jaune brun sale.

Gélatine.— Culture crémeuse, vernissée, blanchâtre.

Bouillon simple. — Traces de voile; dépôt sur les parois du ballon; dépôt au fond, peu abondant, floconneux, blanchâtre; liquide un peu louche,

Bouillon glycériné. — Voile jaune clair très épais, très mamelonné ; liquide limpide, dépôt formé par des membranes blanchâtres adhérentes au ballon.

III. Propriétés biologiques.

Ce bacille est immobile ; il ne forme pas de spores ; il est aérobie strict ; il forme de l'indol ; il ne forme pas de gaz, ni d'acide ; il ne liquéfie pas la gélatine (Tobler).

IV. Propriétés pathogènes.

« Ce bacille inoculé en culture pure provoque, dit Mme Tobler, chez le cobaye et chez la souris, une péritonite fibrino-purulente rapidement mortelle ; les bacilles passent dans les ganglions éloignés et dans le sang. Inoculé avec de la graisse stérilisée, il produit une péritonite à fausses membranes avec passage des bacilles dans les ganglions éloignés et dans la cavité sternale. Des portions de ganglions malades inoculés dans la cavité péritonéale produisent quelques granulations épiploïques. »

V. Considérations générales sur ce bacille II

« Ce bacille, dit Mme Tobler, est peut-être identique au bacille de Petri-Rabinowitsch : la résistance aux acides est faible dans les coupes, les caractères des cultures et du pouvoir pathogène concordent avec ceux du bacille de Petri.

« Mais il se rapproche du Grasbacillus II de Moeller par la rapidité du développement, la fréquence des filaments et des ramifications (Tobler). »

BACILLE III

I. Découverte. Isolement.

« Retiré d'un cobaye inoculé dans la cavité péritonéale avec 3 centimètres cubes du dépôt graisseux d'un échantillon de beurre liquéfié. » L'animal fut sacrifié au bout de cinquante et un jours.

A l'autopsie, les principales lésions sont les suivantes (d'après Tobler) : granulations épiploïques grosses comme des haricots ; dépôts fibrineux et réseau conjonctif autour de la rate ; ce réseau renferme des granulations ; la rate non hypertrophiée est bourrée de granulations jaune gris. Le foie non hypertrophié contient beaucoup de granulations miliaires. Dans les poumons, nombreuses granulations miliaires. De toutes ces lésions, on retire des bacilles résistants aux acides qui s'obtiennent sur agar glycérinée en culture pure au bout de deux jours.

« Dans les granulations épiploïques, spléniques et hépatiques, cellules rondes et cellules géantes typiques, rares. Pas de vraie caséification. Pas de cellules géantes dans les granulations pulmonaires. »

II. Morphologie.

1° CARACTÈRES MORPHOLOGIQUES MICROSCOPIQUES

« D'après Tobler, bacille le plus souvent court ; les filaments ramifiés ou les formes en massue sont rares. »

Nous avons trouvé les mêmes caractères dans nos préparations.

2° CARACTÈRES DE COLORATION

Tobler n'a réussi a obtenir colorés en rouge par la méthode de Ziehl-Neelsen ses bacilles III que pendant les deux premiers jours de leur développement.

Dans nos préparations de culture sur agar glycérinée âgée de quarante jours, en colorant par le Ziehl chaud, en décolorant pendant une demi-minute par l'acide lactique en solution alcoolique à 3 pour 100, puis en recolorant au bleu de méthylène, presque tous les éléments étaient bleus ; quelques-uns étaient restés rouges.

3° CARACTÈRES DE CULTURES

D'APRÈS Mᵐᵉ TOBLER. — Sur *agar glycérinée* (stries) : Culture humide, rouge minium au bout de quelques jours.

Gélatine (plaques). — Colonies isolées à centre finement granuleux avec zone bordante claire qui finit par des prolongements élégants.

Bouillon. — D'abord diffusément trouble ; à la surface il se forme une pellicule rose pâle, qui se plisse et monte sur la paroi du vase. Puis il se forme un dépôt granuleux ; le liquide se clarifie complètement.

Sérum. — La végétation est semblable à celle sur agar, mais un peu moins abondante ; la matière colorante est un peu plus rouge.

Lait. — N'est pas coagulé ; il se forme une pellicule rose pale.

Pomme de terre. — Dépôt rouge minium, humide, avec limitation sinueuse et faible plissement.

CARACTÈRES DE NOS CULTURES. — *Agar simple*. —

Culture vernissée, crémeuse, à petits points surélevés blanchâtres.

Agar glycérinée. — Culture vernissée, crémeuse, couleur jaune d'œuf. Sur certains tubes au bout d'un mois, culture exubérante jaune brun sale, luisante.

Pomme de terre glycérinée. — Au bout de sept jours, culture crémeuse, brillante, brun sale ; dans la suite, elle s'étend en conservant le même aspect ; rien dans le liquide. Au bout de deux mois et demi, culture toujours d'un brun jaunâtre très sale, peu surélevée, brillante ; dépôt parfois très abondant donnant des tourbillons floconneux par l'agitation.

Carotte glycérinée. — Au bout de dix-huit jours, abondante, brillante, lisse, jaune d'or ; rien dans l'eau glycérinée.

Gélatine. — Peu abondante, vernissée, jaune foncé.

Lait. — N'est pas modifié.

Bouillon simple. — Voile jaune d'or épais, liquide ambré, assez limpide ; dépôt, reproduisant de façon exacte un voile plissé et sec, très adhérent au fond du ballon.

Bouillon glycériné. — Liquide trouble, peu coloré, traces de voile jaunâtre sec ; dépôt abondant, floconneux et filamenteux, très mobile.

III. Caractères biologiques.

Ce bacille est immobile. Il végète à la température ordinaire (Tobler).

IV. Propriétés pathogènes.

EXPÉRIENCES PERSONNELLES D'INOCULATION [1]

Expérience I. — 6 novembre. Cobaye de 340 grammes. Inoculation sous la cuisse droite d'une culture âgée de six jours, sur agar glycérinée, du bacille III de Tobler, mêlé à du bouillon ordinaire (1 cc. du mélange). La quantité de culture prélevée est un peu moins considérable que dans nos autres expériences.

Quelques heures avant la mort, qui a lieu le 19, diarrhée sanguinolente. Poids : 200 grammes. A l'autopsie, abcès au niveau de la région inoculée, contenant un pus jaune verdâtre. Dans ce pus, la méthode de coloration de Ziehl-Hauser (78) (107) met en évidence de nombreux bacilles résistants aux acides, la plupart situés dans les cellules, tous très petits et assez minces. Les ensemencements des lésions sur agar glycérinée, donnèrent, à la longue, une culture grise, brillante, pauvre. Un cobaye inoculé avec le pus de l'abcès fut trouvé normal, mais présentait des ganglions lombaires, notablement hypertrophiés, non caséeux.

Expérience II. — Cobaye de 770 grammes. Inoculation, le 19 novembre, dans la cavité péritonéale de culture pure du bacille III du beurre, de Mme. Tobler[1], âgée de dix-huit jours, sur agar glycérinée.

---

[1] Mme Tobler n'a pas publié d'expériences d'inoculation sur son bacille III. Dans une de ses lettres elle nous dit avoir pu infecter des cobayes par des cultures pures de ce bacille. Nous avons fait nos expériences d'inoculation avec l'aimable concours de M. A. Descos.

Mort le 6 décembre. Poids : 475 grammes.

Péritoine congestionné. Abcès caséeux assez volumineux au niveau du petit bassin ; sur le foie, granulations jaunâtres. Rate un peu grosse. Autres organes normaux.

Un tube d'agar glycérinée est ensemencé ; le cinquième jour (à 37 degrés) : culture constituée par de nombreuses petites colonies, rondes, brillantes, dorées.

Un cobaye, inoculé dans la cavité péritonéale avec les lésions péritonéales meurt au bout de douze jours ; il est amaigri, et présente dans son péritoine un semis superbe de granulations jaunâtres grosses comme un grain de mil.

Frottis des lésions du premier cobaye, coloré suivant le procédé de Ziehl-Hauser : bacilles résistants aux acides assez courts et rares.

Expérience III[1]. — Cobaye de 530 grammes. Inoculation, le 19 novembre, de culture pure du bacille III du beurre de Mme Tobler, âgée de dix-huit jours, sur agar glycérinée, mélangée à du beurre liquide, stérilisé à 110 degrés, pendant dix minutes.

Mort, le 6 décembre. Poids : 340 grammes.

Congestion vive du péritoine. Nombreux exsudats caséeux, gros parfois comme une noisette, surtout au niveau de l'épiploon et du péritoine sous et sus-hépatique. Rate hypertrophiée. Capsules surrénales et autres organes normaux.

[1] Comme animal témoin, nous avons inoculé un cobaye dans la cavité péritonéale avec du beurre stérilisé ; sacrifié, au bout de vingt-quatre jours, il était normal.

Un tube d'agar glycérinée est ensemencé ; au bout de quatre jours, (à 37 degrés) ; colonies dorées, rondes, sèches, peu brillantes, très nombreuses.

Un cobaye, inoculé avec les exsudats, dans la cavité péritonéale, meurt le lendemain après avortement ; à l'autopsie il est trouvé normal.

Frottis des lésions, coloré comme dans l'expérience précédente, d'après le procédé de Hauser : bacilles rouges assez nombreux, élancés, non ramifiés ; quelques filaments rosés.

V. Considérations générales sur le bacille III.

Ce bacille est remarquable surtout par sa faible résistance à la décoloration par les acides.

BACILLE IV

I. Découverte. — Isolement.

« Retiré d'un cobaye, inoculé dans la cavité péritonéale avec 3 centimètres cubes du dépôt graisseux d'un échantillon de beurre liquéfié, et sacrifié au bout de cinquante jours. » (Tobler).

« Pas d'amaigrissement. A l'autopsie : granulations et tissu conjonctif autour de la rate avec deux tubercules gros comme une noix ; on retire de ces tubercules des bacilles résistants aux acides qui sont rapidement obtenus en culture pure. » (Tobler).

« Les granulations, conjonctives au centre, sont constituées vers la périphérie par des amas de cellules rondes avec des cellules épithélioïdes. Pas de cellules géantes » (Tobler).

II. Morphologie.

1° CARACTÈRES MORPHOLOGIQUES MICROSCOPIQUES.

« Le bacille a une longueur variable ; souvent on rencontre des filaments avec des ramifications ainsi que des formes granuleuses ou en massues » (Tobler).

2° CARACTÈRES DE COLORATION.

« Il résiste bien à la décoloration par les acides même dans les cultures âgées de trois semaines » (Tobler).

3° CARACTÈRES DES CULTURES.

D'APRÈS Mme TOBLER, les cultures ressemblent beaucoup à celles du bacille II ; mais celles sur agar diffèrent :

« *Agar glycérinée* (stries), au bout de vingt-quatre heures, culture blanche, brillante, qui se surélève ; au centre, plis fins ; colonies ombiliquées » (Tobler).

CARACTÈRES DE NOS CULTURES. *Agar simple.* — Culture bien développée déjà au bout de vingt-quatre heures ; le septième jour, quelques gros grains rose pâle, acuminés ; au bout de dix-huit jours, culture sèche, peu épaisse, légèrement plissée, blanc rose ; à deux mois, culture peu exubérante et de même aspect.

Agar glycérinée. — Le septième jour, grains très volumineux, rosés, un peu aplatis, graisseux, brillants, formant au bout de dix-huit jours une culture abondante, blanc jaune, luisante, avec quelques points surélevés et plus secs ; après deux mois de développement, culture très exubérante, crémeuse, mamelonnée, rouge corail.

Pomme de terre glycérinée. — Culture visible au bout de vingt-quatre heures; au bout de sept jours, assez abondante, plissée irrégulièrement, ocre clair, voile abondant à la surface du liquide; le dix-huitième jour, exubérante, mate, plissée, jaune rougeâtre ou jaune sale, suivant les échantillons; dépôt abondant au fond du liquide qui est trouble.

Carotte glycérinée. — La culture apparaît au bout de vingt-quatre heures; le septième jour, belles colonies rose-chair, granuleuses par endroits; au bout de vingt jours, très plissées, rosées; après deux mois, la culture, très abondante, mamelonnée, de même aspect, a pris une teinte rouge-orange vif, sa surface est sèche et mate.

Gélatine. — Colonies roses, plissées, abondantes, jaunâtres, luisantes, plissées transversalement.

Lait. — Jaunâtre, pellicule jaune sale.

En *Bouillon simple.* — Voile fin, gris, filaments dans le liquide, qui est trouble; pas de dépôt.

En *Bouillon glycériné.* — Liquide trouble, voile jaune rosé assez épais; dépôt abondant, floconneux et filamenteux, mobile.

III. Caractères biologiques.

Ce bacille est immobile. Il végète rapidement sur tous les milieux (Tobler).

IV. Propriétés pathogènes.

EXPÉRIENCES D'INOCULATION [1]

Expérience I. — 6 novembre. Cobaye de 445 gr.

[1] Même remarque que pour le bacille III.

Inoculation dans le tissu cellulaire sous-cutané de la cuisse droite d'une culture sur agar glycérinée du bacille IV de Tobler, mêlée à du bouillon ordinaire (1 cc. du mélange).

Mort le 16 novembre ; poids, 295 grammes.

Ganglions et viscères normaux. Rate un peu grosse. A la région inoculée, petit abcès ; préparations colorées d'après le procédé de Ziehl-Hauser : très peu de bacilles résistant aux acides ; quelques cocci rouges

Des tubes d'agar glycérinée sont ensemencés avec les lésions ; au bout de dix jours : deux petites colonies grises, surélevées, arrondies. Un cobaye inoculé avec le pus meurt sans présenter aucun processus pathologique.

Expérience II. — Cobaye de 720 grammes. Inoculation le 19 novembre de parcelles de culture du bacille IV de Tobler dans la cavité péritonéale.

Mort le 5 décembre. Poids, 470 grammes.

A l'autopsie, quelques masses nodulaires blanchâtres, peu volumineuses, dans le péritoine, surtout auprès de l'estomac. Coloration au Ziehl-Hauser d'un frottis de ces lésions ; très nombreux petits bacilles, minces ; beaucoup de cocci également rouges, particulièrement abondants dans les cellules.

Expérience III. — Cobaye de 700 grammes. Inoculation le 19 novembre dans sa cavité péritonéale de fragments de la même culture mêlés à du beurre stérilisé ; on injecte 2 centimètres cubes du mélange.

Mort le 5 décembre. Poids, 420 grammes.

A l'autopsie, énorme congestion du péritoine, qui est recouvert d'un liquide hémorragique abondant.

Quelques gros nodules blanchâtres sur l'épiploon, moins volumineux que dans nos autres expériences ; la rate, le foie, quelques ganglions sont tuméfiés.

Coloration au Ziehl-Hauser d'un frottis de ces lésions : beaucoup de bacilles assez élancés, colorés en rouge.

Tube d'agar glycérinée ensemencé ; au bout de huit jours : colonies d'un gris-rosé, confluentes, graisseuses, brillantes, constituées par des bacilles résistants aux acides.

BACILLE V

I. Découverte et isolement.

« Retiré d'un cobaye ayant reçu sous la peau 2 ^{cmc} du dépôt graisseux d'un échantillon de beurre liquéfié. Tué cinquante jours après l'inoculation, il n'avait pas maigri ; on trouva à l'autopsie un abcès local, les ganglions inguinaux étaient hypertrophiés. Bacilles résistants aux acides dans le pus de l'abcès ; les formes courtes prédominent » (Tobler).

II. Morphologie.

1° CARACTÈRES MORPHOLOGIQUES MICROSCOPIQUES

« Ces bacilles, ordonnés parallèlement les uns aux autres sans ramifications, sont plus ou moins longs, assez trapus de préférence » (Tobler).

2° CARACTÈRES DE COLORATION

Le pouvoir de résister aux acides disparaît à peu près complètement, selon Mme Tobler, au bout de deux jours de développement.

3° CARACTÈRES DES CULTURES

1° D'APRÈS Mme TOBLER. — La végétation est rapide à l'étuve ; elle se fait à la température de la chambre.

Sur *agar glycérinée* (stries). — Colonie granuleuse rose jaune, mate.

Agar (piqûre). — Culture rose clair à la surface.

Gélatine. — Culture rose pâle, granuleuse.

En *Bouillon.* — Voile épais, granuleux, rose pâle, qui monte le long du vase, dépôt tombant au fond au ballon.

Pomme de terre. — Culture rose pâle, sèche, granuleuse.

Lait. — Voile rose pâle à la surface.

CARACTÈRES DES CULTURES D'APRÈS NOS OBSERVATIONS. — *Agar simple.* — Culture visible au bout de vingt-quatre heures ; le septième jour, colonies à bords sinueux, non plissées, transparentes ; au bout de vingt jours, culture blanche, crémeuse.

Agar glycérinée. — Apparaît également dans les premières vingt-quatre heures ; au bout de dix-huit jours, culture crémeuse, blanchâtre, abondante, qui jaunit à mesure qu'elle avance en âge ; au bout de deux mois, culture exubérante, crémeuse, jaune en certains points.

Pomme de terre glycérinée. — D'abord grains jaunes, gras ou secs ; bientôt culture crémeuse, épaisse, luisante, jaunâtre ; sur certains tubes, rosée.

Carotte glycérinée.— Jeune, la culture est blanche, vernissée, abondante : elle jaunit bientôt, devient lisse, et prend une teinte jaune d'or, parfois légèrement rougeâtre, plus rouge que celle sur pomme de terre. Dépôt et voile abondants dans le liquide glycériné.

Gélatine. — Culture blanchâtre, un peu jaune, brillante, plissée, abondante; à deux mois, la culture est d'un blanc violacé, crémeuse, luisante.

Sérum. — Colonies blanches, maigres.

Lait. — Jaune sale, pellicule blanchâtre à la surface.

En *Bouillon simple.* — Liquide légèrement trouble; voile léger; pas de voile; dépôt grisâtre, finement floconneux.

En *Bouillon glycériné.*— Voile graisseux, peu épais, homogène, grands filaments en suspension dans le liquide; dépôt blanc, grillagé, abondant.

III. Caractères biologiques

Il ne coagule pas le lait et ne liquéfie pas la gélatine.

IV. Propriétés pathogènes

EXPÉRIENCES PERSONNELLES D'INOCULATION

Expérience I. — 6 novembre. Cobaye de 370 gr. Inoculation sous la peau de la cuisse droite de parcelles d'une culture sur agar glycérinée du bacille V de Tobler, âgée de treize jours mélangée à du bouillon ordinaire stérile (1 centimètre cube).

Mort le 15 novembre. Poids, 230 grammes.

Normal, à part un petit abcès de 1 centimètre cube contenant un pus épais, jaunâtre, situé à l'endroit de l'inoculation. Ce pus renferme des bacilles résistants aux acides, assez longs, peu nombreux, rarement à l'intérieur des éléments cellulaires; un tube d'agar glycériné ensemencé donne au bout de quelques jours une culture grisâtre, brillante, peu abondante, constituée par de petites colonies assez indépendantes les unes des autres. Un cobaye inoculé sous la peau avec les lésions ne présenta aucune lésion ; on retrouva au moment de sa mort, qui survint sept jours après l'inoculation, dans la plaie opératoire, le fragment du tissu inoculé, intact, non adhérent.

Expérience II. — Cobaye de 600 grammes. Inoculation le 19 novembre dans sa cavité péritonéale de parcelles de culture sur agar glycérinée, âgée de dix-huit jours, mêlée à du bouillon stérile.

Mort le 4 décembre. Poids, 450 grammes.

A l'autopsie, petite masse caséeuse de 1 à 2 centimètres cubes environ, située près de la colonne lombaire, analogue à l'abcès obtenu par inoculation sous-cutanée.

Expérience III. — Cobaye de 660 grammes. Inoculation le 19 novembre dans la cavité péritonéale de parcelles d'une culture sur agar glycérinée âgée de dix-huit jours, mêlée à du beurre stérilisé.

Mort le 4 décembre. Poids, 370 grammes.

A l'autopsie, congestion intense du péritoine, épaississement par places de la séreuse ; sur le bord droit de la colonne lombaire, masse très caséeuse, de volume un peu supérieur à la quantité de beurre injectée. Sur le péritoine diaphragmatique et périhépatique, l'épiploon et le péritoine rénal, petites masses blanchâtres, simulant parfois par leur aspect des tubercules. Rate grosse. Capsules surrénales hypertrophiées, non congestionnées. Pas de lésions à l'intérieur du foie ou de la rate. Ganglions rétro-hépatiques hypertrophiés. Rien aux poumons.

Un tube d'agar glycérinée, ensemencé avec ces lésions, présente au bout de huit jours une culture abondante, plissée, sèche, incolore.

Frottis des lésions colorés au Ziehl-Hauser : quelques longs filaments rouges; petits bacilles résistants aux acides dans les cellules; bacilles un peu plus gros, libres dans le tissu.

V. Considérations générales sur le bacille V.

Mme Tobler dit que son bacille V ressemble beaucoup « par sa faible résistance aux acides et par les caractères de ses cultures au bacille III.

VUE D'ENSEMBLE SUR LES BACILLES DE Mme TOBLER

« En somme, dit Mme Tobler, il faut bien faire remarquer la variété des caractères présentés par ces différents bacilles, malgré l'analogie de leurs propriétés fondamentales ».

« La maladie qu'il engendrent chez le cobaye ne saurait être confondue avec une tuberculose typique en évolution, mais elle peut en imposer pour une tuberculose au début peu développée. En présence de lésions de nature douteuse provoquées par un échantillon de beurre chez un cobaye, il faut faire l'épreuve de la culture pour être sûr qu'on se trouve ou qu'on ne se trouve pas en présence du véritable bacille de la tuberculose. »

En résumé, pour les bacilles de Mme Tobler,

nous ferons remarquer que ces bacilles semblent très pathogènes ; un d'entre eux même a donné naissance, selon Mme Tobler, à de vraies cellules géantes. Les lésions que nous avons nous-même obtenu se ressemblaient toutes, à des degrés divers ; elles ne sauraient être confondues avec de vraies lésions tuberculeuses, du moins par leur aspect extérieur et l'extrême rapidité de leur évolution ; l'amaigrissement des cobayes a toujours été considérable ; ils sont morts au bout de quinze jours environ présentant dans la cavité péritonéale une grosse rate, des exsudats par place caséeux et volumineux ; les lésions étaient surtout accentuées quand on mêlait du beurre à la culture. Par inoculations sous-cutanées ils provoquaient un abcès local. Jamais nous n'avons observé de généralisation.

Toutefois ces bacilles présentent des caractères de morphologie qui ne permettent pas d'en faire un groupe unique. Mais nous identifierons les bacilles II et IV, qui ont les mêmes caractères microscopiques et de coloration et même un semblable pouvoir pathogène. les bacilles III et V se ressemblent aussi beaucoup. Nous conserverons donc la distinction des bacilles I, II, III, V, ces deux derniers étant très rapprochés l'un de l'autre.

Enfin, rappelons que Mme Tobler compare son bacille II à celui de Petri-Rabinowitsch, et ses bacilles I et II au Grasbacillus II de Moeller.

CHAPITRE VIII

BACILLE DU BEURRE DE BINOT

M. Binot, de l'Institut Pasteur, a isolé du beurre parisien un microrganisme résistant aux acides ; il n'a pas encore publié les résultats de ses expériences, mais il a bien voulu nous autoriser à donner les principaux caractères de ce bacille ; nous reproduisons les notes qu'il nous a adressées.

I. Découverte. — Isolement

« En mars 1899, j'avais recueilli, dit M. Binot, plus de vingt échantillons de beurre (exactement vingt-deux) d'origines différentes.

« Chaque échantillon fut inoculé à deux cobayes, l'un dans le péritoine, l'autre sous la peau du ventre.

« Je n'entre pas dans les détails de cette expérience, dans laquelle plusieurs animaux inoculés dans le péritoine et sacrifiés, alors qu'à la palpation je sentais des masses indurées dans le ventre, ont montré des lésions viscérales exactement semblables à celles décrites par Mme Kempner (150).

« Dans ces lésions se voyait un microbe que j'ai pu isoler, microbe en tout semblable au bacille de Mme Kempner.

« A l'autopsie : les viscères avaient gardé leur volume et leur aspect normal à l'exception de la rate un peu augmentée de volume ; on ne constatait aucune saillie à leur surface.

« Le foie et la rate étaient farcis de fines granulations miliaires du volume d'une petite tête d'épingle, d'un blanc jaunâtre, rappelant vaguement la tuberculose coccobacillaire.

« Dans le péritoine se voyaient de nombreuses granulations miliaires et quelques masses volumineuses, au contenu caséeux formant au total une masse bien plus considérable que la quantité de beurre inoculé (2 centimètres cubes), puisque quatre de ces masses dépassaient le volume d'une forte noisette.

« Les poumons, de même que les reins, d'aspect normal, présentaient quelques granulations miliaires semblables.

« Dans ces granulations miliaires et dans ces masses caséeuses, dont je n'ai pas fait l'étude histologique détaillée se voyaient de nombreux bacilles présentant tous les caractères du bacille tuberculeux, en particulier les mêmes réactions colorantes par la méthode d'Ehrlich.

« Le sang de l'animal largement ensemencé dans divers milieux s'est montré stérile.

« J'ai ensemencé avec ces produits un grand nombre de milieux de culture glycérinés et autres, et n'ai rencontré dans ces tubes aucun microbe étranger.

« Les milieux glycérinés seuls m'ont donné une culture pure du microbe vu à l'examen des pièces ; il a poussé d'abord très péniblement et sur deux tubes seu-

lement. Au début les réensemencements de ces cultures ont été difficiles. Mais depuis, le microbe habitué
aux milieux artificiels pousse facilement. »

II. Morphologie microscopique.

Le bacille de M. Binot est donc un microorganisme
bacillaire qui résiste à la décoloration par les acides,
comme le bacille de Kock et les bactéries que nous
venons d'étudier.

III. Caractères des cultures.

D'après M. Binot. — La culture se fait bien à la
température du laboratoire, et un peu plus rapidement
à 37 degrés.

« *Colonie isolée sur gélose glycérinée.* — La colonie d'abord blanche prend bientôt une teinte jaune
paille, et bientôt pelure d'orange quand elle est
ancienne : elle peut atteindre le diamètre d'une
pièce de 2 francs et plus ; elle est brillante, opaque
d'aspect visqueux très adhérente au milieu sans toutefois pousser de prolongements dans son épaisseur.
Bientôt la surface se chagrine puis devient irrégulièrement ridée ; les bords sont festonnés et limités par un
bourrelet plus ou moins saillant ; la coloration se développe surtout si la culture est laissée à la grande
lumière et si le milieu est très aéré. Sur certaines
colonies âgées, même en l'absence de toute dessiccation,
on voit, à la surface, des granulations irrégulières, d'aspect farineux, mais non sèches cependant.

« Sur *pomme de terre glycérinée*, culture abondante,
homogène opaque, très visqueuse et fort adhérente,
de couleur jaune paille puis orange.

« La culture sur ce milieu présente souvent des nodosités irrégulières pouvant atteindre le volume d'un pois et plus.

« En *bouillon ordinaire*, je n'ai pas eu de culture.

« En *bouillon glycériné*, le liquide reste clair, tandis qu'à sa surface se développe un voile gras qui devient par la suite très épais, crémeux, très visqueux, très homogène ; ce voile remonte en collerette sur la paroi du ballon ; de sa face inférieure tombent de longues stalactites glaireuses qui nagent dans le bouillon.

« Cette culture, bien plus visqueuse et plus humide que celle de la tuberculose aviaire, lui ressemble avec cette différence qu'au bout de quelques semaines elle a pris une teinte pelure d'orange.

« Sur *gélatine ordinaire*, je n'ai fait que peu d'ensemencements qui ont poussé très lentement en rappelant les caractères de la culture sur agar, avec plus d'irrégularité de la surface cependant ; la gélatine n'a pas été liquifiée, mais je n'ai pas gardé longtemps ces cultures. »

M. Binot a refait cette culture et est arrivé aux résultats suivants :

« Sur *gélatine* : stries d'un blanc grisâtre, claires, opaques, d'aspect crémeux, à surface irrégulière, sans trace de liquéfaction. »

CARACTÈRES DE NOS CULTURES AU BOUT DE QUINZE JOURS. — Sur *agar simple*, culture crémeuse, abondante, vernissée, blanche, par endroits mamelonnée, peu plissée.

Agar glycérinée : culture abondante, blanche, humide, nettement plissée.

Pomme de terre glycérinée : culture abondante,

blanche, grenue, surélevée, végétation dans le liquide glycériné.

Carotte glycérinée : culture abondante, blanche, grenue.

Lait : un peu bruni, pas de végétation nette à la surface.

En *Bouillon simple :* culture d'abondance moyenne ; voile filamenteux, tombant vite au fond du ballon, où il forme un dépôt floconneux. Liquide un peu trouble.

En *Bouillon glycériné :* mêmes caractères de la culture ; voile assez peu résistant ; dépôt abondant ; liquide contenant de longs filaments.

Nous avons observé nos cultures pendant trop peu de temps pour tirer de nos résultats une conclusion quelconque. Toutefois nous avons noté l'extrême ressemblance entre les caractères des cultures du bacille de Binot et ceux des cultures du bacille de Petri.

IV. Propriétés pathogènes.

D'APRÈS M. BINOT : « Sur deux cobayes inoculés dans le péritoine, avec la première culture en bouillon, l'un est mort au bout de quinze jours avec quelques tubercules miliaires, dans la rate et dans le foie, contenant le microbe ; l'autre a survécu.

« Une souris blanche inoculée dans le péritoine est morte avec quelques tubercules dans la rate. »

CHAPITRE IX

BACILLE DE MARKL

I. Isolement.

Markl, examinant le beurre de Vienne suivant le
procédé courant d'Obermuller (celui utilisé par Korn,
Tobler, etc.), ne rencontra jamais dans ce beurre de
vrai bacille de Koch. Une fois Markl obtint, chez un
cobaye inoculé à deux reprises avec des échantillons
mélangés de beurre, une maladie ressemblant à de la
tuberculose : « l'épiploon était épaissi et, à sa surface,
se trouvaient de nombreuses granulations miliaires et
deux foyers caséeux gros comme une lentille ; quelques
dépôts caséeux à la surface de la rate et du foie. Les
poumons étaient sains. Dans les lésions se trouvaient
des microorganismes résistant aux acides. » (Markl)
(117).

II. Morphologie.

1° CARACTÈRES MORPHOLOGIQUES MICROSCOPIQUES

« Bacilles courts ou longs filaments ressemblant à
« des streptothrix. » (Markl).

2° CARACTÈRES DE COLORATION

« Ce bacille résiste modérément à l'action décolorante des « acides et de l'alcool. Il reste coloré après
le Gram. » (Markl) (117).

3° CARACTÈRES DES CULTURES

D'APRÈS MARKL. — *Plaques d'agar* : colonies colorées en rose, petites, sèches.

Agar (stries) : culture sèche, rosée, peu abondante.

Gélatine (en plaques) : colonies rares et très petites en forme de pomme de pin (vues à la loupe).

Bouillon : voile épais, liquide clair, léger dépôt.

Pomme de terre : végétation rapide, rosée, sèche.

Lait : Voile rosé à la surface.

D'APRÈS NOS PROPRES CULTURES. — Au bout de trente-six heures la végétation était nettement visible sur tous les milieux.

Agar simple : Au bout de douze jours, culture grisâtre, un peu rosée, peu abondante ; au bout d'un mois, culture blanchâtre, luisante.

Agar glycérinée : culture verruqueuse, rose clair, peu abondante. Au bout d'un mois : culture assez abondante, mamelonnée, jaune sale, humide.

Pomme de terre glycérinée : colonies nombreuses, d'un rose sale, sèches ; le douxième et le vingtième jour, même aspect ; au bout d'un mois : culture brune, sale, sèche, mamelonnée, jaunâtre.

Carotte : le douzième jour, culture très exubérante. sèche, verruqueuse, plissée, rouge brique ; rien dans le liquide. Au bout d'un mois : culture abondante, grenue, formée de de petits mamelons dont certains très surélevés, couleur jaune-brun sale, beaucoup plus accusée que sur la pomme de terre.

Lait : non coagulé, peu modifié, pellicule jaunâtre.

Bouillon ordinaire : voile assez abondant, d'apparence graisseuse, laissant échapper par sa face profonde de longs filaments qui pénètrent le liquide saus le troubler.

Bouillon glycériné : voile mince, très fragmenté, peu résistant ; liquide un peu trouble ; dépôt abondant.

III. Propriétés biologiques

D'après Markl : ne coagule pas le lait, ne liquéfie pas la gélatine, et est surtout aérobie.

IV. Propriété pathogènes

D'après Markl, par inoculation intrapéritonéale des cultures pures au cobaye,, il se développe une péritonite hémorragique subaiguë ; par inoculation des masses caséeuses et des fausses membranes de l'animal primitif sous la peau d'un cobaye, il se forme un abcès au niveau du point d'inoculation.

CHAPITRE X

MILCHBACILLUS DE MOELLER

Ce microorganisme, rencontré par A. Moeller dans le *lait de Belzig*, *près Berlin*, a été étudié par cet auteur qui n'a rien publié à son sujet. Il parle brièvement de cette bactérie dans son rapport au Congrès de Londres (131). Kuthy de Budapest, a fait des expériences sur ce bacille, mais il nous informe dans une lettre qu' « il n'a pas encore tiré de conclusions de ses expériences sur les animaux avec le bacille du lait de Moeller et qu'il n'a encore rien publié sur ce sujet. Il considère ce bacille comme très analogue, par ses caractères de forme et de coloration, au bacille de la tuberculose ; le microorganisme de Moeller croît plus vite que le *Timotheebacillus*, ou le bacille du beurre de L. Rabinowitsch ; dans ses cultures, il ressemble parfois au *Grasbacillus II* de Moeller ».

I. Morphologie.

1° CARACTÈRES MORPHOLOGIQUES MICROSCOSPIQUES. — COLORATION

Ce bacille, dans nos préparations des cultures pures ou nos frottis des organes lésés, nous a toujours apparu sous l'aspect d'un bâtonnet court, trapu, bien résistant aux acides.

2° CARACTÈRES DES CULTURES

Nous donnons ci-dessous les caractères des cultures de ce bacille, que nous avons obtenues en réensemençant l'échantillon que nous a adressé A. Moeller.

Agar simple : culture d'un blanc crème, luisante, vernissée, non plissée.

Agar glycérinée : âgée de dix-huit jours, la culture est crémeuse, exubérante, unie, blanche, parfois un peu plissée et un peu sèche ; plus vieille, elle est tantôt sèche, tantôt vernissée, couleur jaune d'œuf, plus ou moins rougeâtre et plissée.

Pomme de terre glycérinée : jeune, la culture est blanche, crémeuse, peu surélevée ; à mesure qu'elle avance en âge, elle se plisse légèrement et prend une teinte jaune d'œuf foncé, presque rouge ; dans le liquide dépôt abondant, bien lié.

Carotte glycérinée : même aspect que sur pomme de terre ; les cultures âgées sont rouges.

Gélatine : culture abondante, blanchâtre, plissée. Âgée de deux mois, la culture est blanche, plissée, crémeuse.

Sérum : la culture est peu nette, blanchâtre.

Lait : n'a pas été modifié. Au bout de deux mois : coloration brun sale du milieu, voile et dépôt crémeux.

Bouillon simple : liquide ambré, peu troublé, pas de dépôt ; voile exubérant, d'aspect graisseux, fragmenté.

Bouillon glycériné : liquide limpide, à part quelques filaments; voile ressemblant à celui du bouillon simple mais moins développé, peu résistant, tombant vite au fond du ballon ; dépôt très abondant, blanchâtre, figurant un grillage assez régulier.

II. Propriétés pathogènes.

EXPÉRIENCES PERSONNELLES D'INOCULATION AUX ANIMAUX

Expérience I. — Cobaye de 390 grammes. Le 6 novembre, inoculation sous la peau de la cuisse droite de quelques fragments d'une culture sur carotte du *Milchbacillus*, âgée de treize jours, mis en suspension dans du bouillon ordinaire stérile (1 centimètre cube du mélange).

Mort le 14 novembre (poids : 225). A l'autopsie, on trouve un abcès de 2 centimètres cubes environ au niveau du point d'inoculation ; les ganglions iliaques et lombaires ne sont pas hypertrophiés. Le lobe inférieur du poumon droit est très congestionné. Rien d'autre à signaler. Par un frottis, coloré d'après le procédé de Ziehl-Hauser, on met en évidence de nombreux bacilles et cocci restés colorés en rouge ; un tube d'agar glycériné ensemencé avec les lésions donne une belle culture de gros grains surélevés, incolores, au bout de deux jours.

Un cobaye inoculé avec les lésions meurt vingt-trois jours après sans lésion, l'inoculation même locale.

Expérience II. — Cobaye de 540 grammes. Le 19 novembre, inoculation dans la cavité péritonéale de parcelles d'une culture sur agar glycérinée du *Milch-bacillus* de Moeller, mêlées à du bouillon stérile.

Mort le 5 décembre. Poids : 290 grammes. Le péritoine est injecté. On note la présence de quelques exsudats péritonéaux ; quelques nodules jaunâtres sur l'épiploon. Des frottis de ces nodules contiennent des bacilles courts et des cocci rares, intracellulaires, et des bacilles un peu plus longs, libres dans le tissu.

Expérience III. — Cobaye de 560 grammes. Le 19 novembre, inoculation dans la cavité péritonéale de la même culture, mélangée à du beurre stérilisé à 110 degrés pendant dix minutes ; 2 centimètres cubes du mélange sont injectés.

Mort le 4 décembre. Poids : 380 grammes. A l'ouverture de la cavité abdominale, on tombe sur une masse blanc-jaunâtre, du volume et de la forme de deux noix accolées bout à bout, dure, granuleuse extérieurement. Elle est fixée à la trompe droite. A la coupe : pas de fœtus, comme on aurait pu s'y attendre, mais un tissu blanchâtre, à la fois caséeux et lardacé.

Epiploon et péritoine diaphragmatique épaissis et tapissés de petites masses blanchâtres dures, ressemblant à des tubercules, et qui forment en certains points, surtout sur l'épiploon, des masses du volume d'une petite noisette. Le péritoine périhépatique est tapissé de ces masses, le foie est un peu gros, sans lésion appréciable, sauf à son extrémité gauche où se trouve une masse blanchâtre, dure, analogue à une masse de tuberculose ou de coccidiose. La rate est énorme, quadruplée de volume, présentant à sa surface de nombreux points blanchâtres, superficiels, elle est assez uniforme à la coupe.

Les ganglions rétro-hépatiques sont assez gros.

Il n'y a pas de ganglions lombaires nets.

Rien aux poumons; quelques nodules à la surface des reins ; rien aux capsules surrrénales.

Examen histologique de la tumeur abdominale et des parties superficielles de la rate : tissu sans structure , contenant des masses jaunâtres, caséeuses, mal circonscrites ; pas de cellules géantes.

Un tube d'agar glycériné ensemencé avec les lésions abdominales présente au bout de six jours (à 37 degrés) une belle culture, incolore, mate, plissée, constituée par des bacilles courts, rarement filamenteux, non ramifiés, et qui résistent à la décoloration par les acides.

Dans les frottis des nodules blanchâtres, colorés par la méthode de Ziehl-Hauser, on voit de petits bacilles et cocci, très nombreux dans les cellules, et des éléments plus longs, parfois ramifiés, peu colorés, libres dans le tissu[1].

[1] Des bacilles résistant aux acides, ont été rencontrés dans la margarine par Rabinowitsch (152), Grassberger (74), Markl (117) mais n'ont pas été très étudiés jusqu'ici.

DEUXIÈME PARTIE

BACILLES RÉSISTANT AUX ACIDES RENCONTRÉS DANS LA NATURE ET CHEZ LES ANIMAUX

CHAPITRE PREMIER

HISTORIQUE

1° Historique des études faites sur les bacilles résistants aux acides trouvés dans la nature.

C'est à A. Moeller (124) que la science est redevable de la découverte dans la nature de microorganismes résistants à la décoloration par les acides.

Au début de l'année 1898, A. Moeller, frappé de « la fréquence du bacille de Koch dans l'organisme des animaux, connaissant d'autre part l'étroite relation qui unit le règne animal au règne végétal, enfin sachant que le bacille tuberculeux est susceptible de végéter sur des plantes, puisqu'il se développe facilement sur la pomme de terre glycérinée... » A. Moeller (124) cherche à déceler ce bacille de Koch sur les végétaux : « Après bien des résultats négatifs, dit-il (124), je parvins à découvrir des plantes sur lesquelles vit un microoganisme qui ressemble beaucoup, comme forme et comme

propriétés de coloration au bacille de la tuberculose. »
Ce microorganisme que A. Moeller a signalé pour
la première fois en 1898, bien étudié dans deux mémoires parus la même année (125) (126) et décrit rapidement dans son rapport au Congrès de Londres en
1901 (131) est le « Timotheebacillus », ou « Grasbacillus I. »

Le 28 mars 1899, A. Moeller (128) signale l'existence
dans la poussière de foin d'un « nouveau bacille résistant
aux acides et à l'alcool » différent du bacille découvert
l'année précédente. Il nomme ce nouveau microorganisme « Grasbacillus II, » par opposition au premier.
Ce « bacille des graminées n° II » est encore décrit par
A. Moeller dans son rapport au Congrès de Londres (131).

Lehmann et Neumann (106) dans leur manuel con-
sacrent plusieurs pages à ces deux bactéries. Schulze
(161) a fait quelques expériences sur le « Timotheebacillus », Lubarsch (114) sur les deux bacilles des graminées de Moeller et sur des bacilles résistants aux
acides qu'il rencontre sur des végétaux et identifie au
« Timotheebacillus » ; Mayer (120) étudie longuement
« le bacille de la fléole » (Timotheebacillus) et cherche
surtout à déterminer ses propriétés pathogènes. Ramond
et Ravaut (153) signalent pour la première fois en
France ces bactéries nouvelles.

Dans le cours de l'année 1901, Hölscher (87),
Freymuth (67), Nikitine (137) publient des recher-
ches intéressantes sur les bacilles de Moeller ; enfin,
Welsh (177) fait connaître ces microoganismes en
Angleterre, et Bulloch (37) prend part, au Congrès de
Londres, à la discussion qui s'élève à leur sujet.

Après la découverte et l'étude de ces bactéries on se souvient des examens bactériologiques de poussières et des intéressantes expériences de Marpmann (85) sur la teneur en bacilles tuberculeux de la poussière des rues, de Schneiderlin (85) sur les modifications subies par le Bacille de Koch déposé dans le sol, de Chauveau, de Lortet et Despeignes, sur les bacilles tuberculeux chez les vers de terre. Teïsi Mazuschita (119) se livre, en 1899, à de nouvelles recherches sur les bactéries de la poussière des rues. En 1901, Herr (85), étudiant de nouveau le bacille de la fléole voulut préciser les conditions de son développement naturel, et A. Moeller, dans une publication récente (130), combattant des idées émises par Aufrecht (11), admet l'existence presque exclusive de bacilles résistants aux acides distincts du bacille de Koch dans des échantillons de terre.

Ces différents auteurs ont donc signalé dans la nature et étudié des bacilles résistants aux acides, autres que le bacille de Koch :

1° Sur des graminées, *bacille de la fléole (Thimotheebacillus), ou bacille des graminées n° I (Grasbacillus I)*.

2° Dans la poussière de foin : *bacille des graminées n° II (Grasbacillus II)*.

3° Dans la terre.

II. Historique des études faites sur les bacilles résistant aux acides trouvés chez les animaux.

Les bacilles résistant aux acides trouvés chez les animaux, en particulier dans leurs excréments, ne doivent pas être tous identifiés au bacille de Koch. A. Moeller a, en effet, découvert en novembre 1897 (124) dans du fumier et dans des excréments frais d'animaux un bacille qui résiste, comme le bacille de Koch, à la décoloration par les acides, se rapproche de lui par ses caractères morphologiques microscopiques, mais s'en éloigne par ses autres caractères. C'est le « *mist-bacillus*. »

Ce microorganisme a été décrit par A. Moeller dans trois articles parus en 1898 (124, 125, 126) et dans son rapport au Congrès de Londres (131).

Lehmann et Neuman (106), Lubarsch (114) Mayer (120) l'ont étudié; il est mentionné par Ramond et Ravaud (153), et Welsh (177). Au mois de décembre de l'année 1897, Olt (145) avait constaté la présence « dans le contenu intestinal des bovidés de microorganismes, résistant aux acides, trouvés dans le beurre » et, dans son mémoire, il rapporte que Garth, de Darmstadt, observa, en 1892, dans les excréments des bovidés un bacille résistant aux acides ; « Garth n'était pas éloigné de croire, dit Olt, qu'il s'agissait là d'un bacille autre que celui de Koch ».

Severin (163), en 1895, trouva dans du fumier équin des bactéries colorées en rouge par les méthodes de coloration du bacille de Koch ; il estima que ces bactéries n'étaient pas le bacille de Koch.

Capaldi aurait vu, suivant L. Rabinowitsch (150) des bacilles résistant aux acides dans des frottis de fumier de vaches et il ne les identifia pas au bacille de Koch. Mais aucun de ces auteurs n'obtint en culture pure les microoganismes observés par eux, de telle sorte que A. Moeller doit être considéré comme l'expérimentateur qui a le plus contribué à isoler et à faire connaître cette nouvelle espèce bactérienne.

Dernièrement ce même auteur a isolé de *nodules* de *tuberculose bovine* un bacille qui présente des caractères spéciaux ; il n'a encore rien publié sur cette question et nous devons à son amabilité d'avoir pu étudier un peu ce microorganisme [1].

Nous aurons donc à étudier, après les bacilles résistant aux acides rencontrés dans la nature :

1° Le « *Mistbacillus* » de Moeller ;

2° Le *bacille de la tuberculose bovine de* Moeller.

---

[1] Des bacilles résistant aux acides ont été trouvés par Spina (165) et Houston (rapporté par Welsh, 177), dans les eaux d'égout, mais ils ne furent pas cultivés. Cowie (48) rencontra sur le pis des vaches et dans le smegma de divers animaux des microorganismes analogues.

CHAPITRE II

TIMOTHEEBACILLUS DE A. MOELLER

Synonymie. — *Timotheebacillus* (Moeller), *Grasbacillus I*, *bacille
de la Timothée*, *bacille de la fléole*, *Mycobacterium Phleï*
(Lehmann et Neumann) (777).

I Découverte et Isolement

Pour déceler le bacille de la fléole, A. Moeller (126)
plaça des plants de « fléole des prés » (Timotheus-
gras, phleum pratense) dans des récipients en verre
contenant de l'eau stérilisée, puis déposa ces récipients
dans l'étuve à 37 degrés ; au bout de huit à quatorze
jours, suivant les échantillons, il réussit à mettre en
évidence, sur ces plantes ainsi traitées, par des préparations colorées suivant le procédé de Ziehl-Neelsen,
des microorganismes conservant la coloration rouge
après l'action des acides.

Des ensemencements de plaques d'agar glycérinée
furent faits avec les herbes macérées ; bientôt se déve-
loppèrent sur ces plaques des colonies de bacilles
résistants aux acides qu'on réensemença.

Ainsi fut réalisé l'isolement du nouveau bacille dont
nous allons donner les caractères fondamentaux, surtout d'après les écrits de A. Moeller (125, 126). Toute
tentative d'inoculation directe des herbes aux animaux,
en vue d'obtenir des lésions spécifiques, échoua,

II. Habitat.

Ce microorganisme ne fut jamais rencontré par A. Moeller sur l'*Agrestus vulgaris*, l'*Acna pubescens*, la *Calamagrestis lanceolata*, le *Trifolium pratense*, ni sur la *Plantago*; après l'avoir décelé sur la fléole des prés « Timotheus gras », de Görbersdorf plante utilisée couramment comme fourrage des chevaux et parfois comme nourriture d'autres herbivores, il trouva son bacille sur l'*Alopecurus pratensis* et le *Bromus erectus* (125).

Enfin, il a été rencontré dans les environs de Würzburg, par Dieudonné, et en d'autres régions de l'Allemagne par Lubarsch et par Herr.

III. Morphologie.

1° CARACTÈRES MORPHOLOGIQUES MICROSCOPIQUES

Dans les frottis de plantes macérées, « long de 1 à 4 μ, large de 0,2 à 0,5 μ, souvent courbe, le bacille de la fléole constitue parfois des filaments segmentés, des amas, des angles tronqués ; il contient quelquefois des grains ayant retenu, plus fortement que le reste de l'élément, la matière colorante ; à l'une des extrémités des filaments, on peut observer des dilatations ampulliformes (126). »

« Il est court et trapu en culture sur sérum, élancé sur le lait, assez long sur gélatine (125). »

Lehmann et Neumann (106) assignent à ce bacille les mêmes caractères de morphologie microscopique qu'au bacille du beurre de Petri.

Mayer (120) dit avoir observé, chez ce microorganisme « des ramifications à angle aigu ».

2° CARACTÈRES DE COLORATION

« Elevé sur n'importe quel milieu de culture, notre bacille, dit A. Moeller (125) résiste à la décoloration par l'alcool et par les acides. Même quand le bacille de Koch, prélevé sur une culture de cinq mois, se décolorait, le bacille de la fléole restait rouge après l'emploi de la méthode de Ziehl-Neelsen. Sur certains milieux, l'action, persistant pendant plusieurs minutes, d'acide sulfurique à 40 pour 100 suivie de celle de l'alcool, ne parvenait pas à décolorer les bacilles primitivement teints par la fuchsine phéniquée chaude ». (125) « Les jeunes bacilles résistent mieux à la décoloration que les individus plus âgés ; toutefois, cette résistance persistait dans la dix-neuvième génération de notre culture originelle. » (126)

« Dans les coupes, il se comporte vis-à-vis des matières colorantes comme le bacille de Koch. » (131) « Il reste coloré après le Gram. » (125)

Nikitine (137) traite des préparations du bacille par l'acide chlorhydrique, la potasse ou l'alcool avant de les colorer ; par ces procédés, il a réussi à faire perdre au bacille ses propriétés de résistance à la décoloration par les acides.

Kràl, Czaplewski, Kretz, Martius ont écrit à A. Moeller pour lui confirmer ces caractères de coloration du bacille de la fléole. Nous les avons nous-mêmes vérifiés par la méthode de coloration de Ziehl-Hauser,

3° CARACTÈRES DES CULTURES·

Moeller obtint la première culture pure en ensemençant les colonies spéciales prélevées sur les cultures primitives impures (124) ; ces cultures impures avaient été obtenues directement à l'aide des plantes macérées.

D'APRÈS MOELLER ET MAYER. — « Il se développe bien à la température de l'étuve ; au bout de trente-six heures on aperçoit déjà les colonies. La végétation se fait mal à la température de la chambre. Le bacille croît sur tous les milieux usuels. » (Moeller, 131).

Agar glycérinée (stries). A 37 degrés : « Culture écailleuse, d'abord blanche, puis grise et bientôt jaunâtre ; peu surélevée, sèche, se boursoufle ; a peu de tendance à s'étendre ; ressemble beaucoup à une culture du bacille de Koch. » (Moeller, 125).

Mayer (120) observe sur le même milieu la teinte « jaune ou jaune orange ; il parvenait facilement à détacher les colonies du milieu nutritif.

Mélange d'agar et de sérum (piqûre) : « Tout le trait de piqûre est enveloppé de culture ; au bout de treize jours, il y a des colonies jusqu'au fond du vase ; à ce moment, à la surface du milieu, disque de 2 à 3 millimètres de diamètre, sans éclat, sec, jaune rougeâtre. » (Moeller 125).

Agar mêlée à de l'ascite (piqûre) : « Disque superficiel, d'abord rouge clair, prend au bout de treize jours une teinte chamois analogue à celle de la tuberculose des mammifères ou des oiseaux végétant sur milieux solides. » (id.)

Sérum de bœuf (stries) : « Nombreuses petites colonies restant toujours isolées les unes des autres et incolores. » (id.)

Pomme de terre : « Culture épaisse, grenue, sèche, jaunâtre, très adhérente au milieu. » (id.)

D'après Mayer, sur le même milieu : culture abondante, ocre, ressemblant à la culture du « Mistbacillus ».

Sur *Betterave :* « Colonies nombreuses, sèches, peu surélevées, rouge jaunâtre, devenant confluentes. »

Gélatine (piqûre) : « Même aspect que sur le mé-ange d'agar et de sérum. » (Moeller, 125.)

Bouillon simple : « Le troisième jour, voile blanc jaunâtre léger, mat, montant le long du ballon ; dépôt peu abondant, qui se forme en tourbillons si on agite légèrement le ballon. » (id.)

Bouillon glycériné ou saccharosé : « Même aspect ; voile un peu plus rouge. » (id.)

« Pas d'odeur ammoniacale. » (Mayer 120).

Lait : « Le cinquième jour seulement, petites massés d'un jaune rougeâtre, au niveau de la couche crémeuse, y formant un anneau jaunâtre. »

Caractères de nos propres cultures. — *Agar simple :* Vingt-quatre heures après l'ensemencement, apparition de quelques colonies grisâtres ; le septième jour : culture demi-sèche, translucide, incolore, finement et irrégulièrement plissée ; le dix-huitième jour : culture peu exubérante, peu surélevée, grenue, mate, incolore. Au bout de deux mois, même aspect, toujours incolore.

Agar glycérinée : quelques colonies sont visibles

trente-six ou quarante-huit heures après l'ensemencement. Le septième jour : culture jaune d'or franc, grenue, sèche, plissée, très abondante. Même aspect douze jours après.

Carotte glycérinée : Septième jour : Culture rosée, à plis gros, nombreux, irréguliers ; le dix-huitième jour : même aspect que sur pomme de terre ; teinte jaune d'or. Même dépôt et pellicule jaune d'or, au bout d'un mois et demi.

Gélatine : pas de végétation au bout de sept jours ; le dix-huitième jour : colonie pauvre, constituée par de petits traits rougeâtres.

Pomme de terre glycérinée : le septième jour : culture grenue, plissée, jaune rouge ; le dix-huitième jour : culture mamelonnée, plissée, mate ou luisante, suivant les points, couleur jaune d'œuf clair ; dans le liquide, voile plissé et dépôt abondant. Au bout de deux mois, même aspect ; la teinte est rouge, saumon foncé.

Sérum : culture très maigre, non chromogène, peu surélevée, luisante.

Lait : devenu rosé, pellicule jaune d'or à sa surface.

Bouillon ordinaire : culture peu abondante, léger voile jaune incomplet.

Bouillon glycériné : culture très abondante, joli voile jaune d'or épais, à larges plis.

IV Caractères biologiques.

Ce bacille est immobile en goutte pendante ; il ne liquifie pas la gélatine ; il ne coagule pas le lait ; il ne forme pas d'indol (131) ; un peu, d'après certains auteurs (106).

« Privé d'air, il végète difficilement, même à 37 degrés ; au bout de huit jours, dans l'hydrogène, il se forme de petites colonies, qui augmentent rapidement si on laisse pénétrer l'air jusqu'à elles (Moeller, 131). »

Il ne forme pas de gaz, ni d'acide hydro-sulfurique.

D'après Schrötter-Kristelli, dont la communication à Moeller est rapportée par ce dernier auteur (128), la matière colorante des cultures, en particulier des cultures sur agar glycérinée, se rapproche de la « Carotin ».

Si on traite des cultures sèches par l'acide sulfurique, elles prennent une teinte bleue (126).

V. Propriétés pathogènes.

Moeller (126) inocule des cultures pures, sur lait ou en bouillon, âgées de huit à dix jours, dans la cavité péritonéale de cobayes. Quelques-uns succombent un ou deux jours après l'inoculation ; on trouve des bacilles dans le sang. Les autres perdent 100 à 150 grammes de poids et meurent au bout de cinq à six semaines ; sur leur péritoine se trouvent, d'après Moeller (126), des nodules blanchâtres, gros comme une tête d'épingle ; il y a quelques adhérences des anses intestinales, du mésentère, entre eux et avec la paroi ; des nodules à la surface de l'épiploon, du foie, des poumons, dans les médiastins ; à l'intérieur des poumons, cavernes. Ces cavernes, ainsi que tous les nodules blanchâtres observés, contiennent des bacilles résistants aux acides. Chez des lapins, inoculés également dans la cavité péritonéale, on trouva surtout des nodules sur les épiploons. En somme, selon Moeller (126), l'aspect macroscopique des lésions est le même que dans le cas d'autopsies d'animaux inoculés avec du bacille de Koch.

« Au microscope, on rencontre chez le cobaye des formations ressemblant aux cellules géantes ; chez les lapins, des éléments présentant les mêmes caractères que dans le cas de tuberculose, mais où les noyaux ne se trouvent pas toujours nettement à la périphérie ». Les cellules hépatiques des cobayes présentent de la tuméfaction trouble ; il n'existe pas dans le foie de cellules géantes typiques ; on rencontre des amas de cellules peu colorées, entourés par des cellules à grands noyaux, se colorant fortement et situés surtout à la périphérie des nodules ». Au niveau des poumons, autour des cavernes, il y a du tissu fibreux à noyaux fusiformes, assez bien colorés, comme dans du tissu de cicatrice. « On voit dans les poumons des foyers de noyaux ronds et fortement colorés » (Moeller) (126).

En somme d'après Moeller (131), « le bacille de la fléole produit les mêmes lésions que le bacille du beurre de Petri-Rabinowitsch, mais cela seulement chez le cobaye ; il se comporte autrement chez le lapin ; injecté dans les veines ou dans les artères de cet animal il produit des lésions qui ne peuvent pas être différenciées des lésions tuberculeuses, tout au moins difficilement ; on y trouve en effet des cellules géantes, des cellules épithélioïdes, une caséification presque typique, qui constituent une image trompeuse de la tuberculose, l'injection de tuberculine faite à toutes les génisses infectées par du bacille de la fléole donna toujours un résultat négatif ».

Mayer (120), qui a inoculé des cobayes et des lapins, d'une part avec des cultures pures du bacille de la Timothée, d'autre part avec la culture de ce microorganisme mélangée à du beurre, a obtenu les résultats suivants :

Dans le premier cas, il n'obtint jamais de « maladie digne du nom de péritonite ». Dans l'autre cas, il vit se développer des néo-membranes péritonéales ; le foie et la rate n'étaient pas hypertrophiés ; aucune granulation à l'intérieur des organes. Les fausses membranes étaient constituées par un réseau abondant de fibrine avec quelques fibres conjonctives enserrant des masses graisseuses, des granulations et quelques petits foyers caséeux. Les granulations étaient constituées par des cellules épithélioïdes à noyau vésiculeux entourées d'un anneau de lymphocytes ; « entre les cellules épithélioïdes et à leur intérieur se trouvaient des bacilles de la fléole, plus ou moins ramifiés, avec des ampoules terminales, parfois formant une étoile ». « Ces granulations se groupaient quelquefois ; entre elles se voyaient alors des cellules géantes de Langhans, contenant jusqu'à quarante noyaux. » Au bout de huit semaines les fibres conjonctives et les foyers caséeux étaient surtout nombreux.

Schulze (161) inocula des cultures pures du bacille de la Timothée dans le rein de lapins ; au bout de treize jours il observa dans ce rein des bacilles présentant des formes rayonnées avec massues et crosses rappelant l'aspect de l'actinomycose. Il lui fut facile d'obtenir des cultures pures du bacille de Moeller avec les lésions rénales.

Lubarsch (114) a reproduit cette expérience ; comme Schulze il observa des formes rayonnées du « Timotheebacillus », le treizième jour après son inoculation dans le rein d'un lapin ; mais le trente et unième jour les foyers rayonnés n'étaient plus aussi nets et diminuèrent encore jusqu'au quarante-deuxième jour, époque à laquelle l'animal mourut. Alors on ne put déceler dans son rein que quelques crosses longues et épaisses. Chez un deuxième lapin inoculé dans le rein le résultat fut identique ; chez un troisième, il fut impossible de voir de foyers rayonnés.

Injecté dans le système artériel d'un lapin, le *Timotheebacillus* a également produit, entre les mains de Lubarsch (114), des formes rayonnées et des lésions ressemblant beaucoup aux lésions qu'engendre le bacille de Koch chez le lapin.

Freymuth (67) inocula le *Timotheebacillus* de Moeller, en culture pure, à des grenouilles, à des crapauds, à des lézards, dans la cavité péritonéale ; le bacille produisit chez ces animaux un exsudat riche en leucocytes et en bacilles résistants aux acides.

Hölscher (87) rapporte que le bacille de la Timothée de Moeller possède en culture pure une certaine virulence, mais que jamais il n'a été capable de produire une maladie qui puisse être confondue avec la tuberculose ; il produit, selon Hölscher, des nodules infectieux péritonéaux, toujours recouverts de fausses membranes. Les cultures dont la virulence avait été accrue par le passage dans le corps des animaux, engendraient, d'une façon précoce, une affection ressemblant à la tuberculose péritonéale causée par des bacilles de Koch affaibli. Les lésions dues au *Timotheebacillus* inoculé en même temps que du beurre stérilisé ne pouvaient pas être distinguées de celles produites par le bacille de Koch dans les mêmes conditions (d'après Hölsher).

Expériences personnelles sur le pouvoir pathogène du « Timotheebacillus ».

Expérience I. — 8 juin 1901. 1 cob. P. = 560 gr. Inoculation sous la peau de la cuisse droite de 1 centimètre cube de bouillon stérilisé tenant en suspension une assez grande quantité d'une culture sur agar glycérinée du *Timotheebacillus,* âgée de sept jours.

Mort spontanément le 4 juillet 1901, seize jours après l'inoculation. P. = 520 grammes. A l'autopsie on ne trouve aucune lésion locale, ni aucune lésion des viscères ganglions non hypertrophiés ; rate normale.

Expérience II. — 8 juin 1901. 1 cob. P. = 640 gr. Inoculation dans la cavité péritonéale de 1/2 centimètre cube de bouillon stérilisé comtenant en suspension des fragments de la même culture que dans l'expérience I.

Mort spontanément le 10 juillet 1901. A l'autopsie : dans la paroi abdominale (probablement au niveau du point d'inoculation), abcès gros comme un pois, jaunâtre, caséeux en son centre, dur, — dans le foie deux petits abcès dont un était gros comme une lentille, avec un centre caséeux. Rate un peu hypertrophiée. Reins : zone de congestion à la périphérie, sans abcès ni infarctus ; poumons normaux,

Dans des frottis des lésions, colorés d'après le procédé de Ziehl-Hauser, on vit quelques gros bacilles restant colorés en rouge après action de l'acide lactique.

Ces lésions ensemencées donnèrent quelques colonnies grisâtres, sur agar simple ; sur agar glycérinée, culture jaune sale, peu abondante, renfermant de rares bacilles résistants aux acides et des cocci colorés en bleu après la double coloration.

Inoculation des lésions, à trois cobayes, dans la cavité péritonéale. Morts au bout de quelques jours, ils ne présentaient aucune lésion appréciable.

VI. Considérations générales sur le Timotheebacillus.

Nous tenons à faire remarquer la netteté et l'originalité des caractères du « Timotheebacillus », bien qu'il reste à préciser son rôle pathogène qu'on peut juger dès maintenant comme revêtu d'un grand intérêt. Ce bacille semble distinct du bacille de Koch et des autres bacilles résistants aux acides que nous avons étudiés.

CHAPITRE III

GRASBACILLUS II DE MOELLER

Synonymie : Grasbacillus II = Bacille des graminées II.
Mycobacterium lacticola α planum (L et N.).

I. Isolement.

Moeller a réussi à isoler ce bacille, grâce à l'ensemencement direct de plaques de gélatine (Moeller 168) par la poussière de foin.

II. Habitat.

Ce bacille se trouve dans la poussière sèche de certaines plantes, dans les greniers à fourrages *(id.)*.

III. Morphologie.

1° CARACTÈRES MORPHOLOGIQUES MICROSCOPIQUES

« La forme de cette bactérie, dit Moeller *(id.)*, est variable. La plupart des éléments ont de 1 à 5 μ de longueur, de 0,2 à 4 μ de largeur. Les formes longues se rencontrent principalement dans les granulations des cobayes inoculés. Ils forment souvent des Y, des angles tronqués, en s'accolant par leurs extrémités ; ils sont fréquemment ramifiés ou constituent des filaments ; parfois il existe à l'une des extrémités des bacilles une dilatation ampulliforme. Le branchement des rameaux se fait à angle droit ».

« D'une façon générale, dans les cultures en milieux solides on n'observe d'abord que des cocci et des bacilles ; au bout de quatre ou cinq jours si la culture est maintenue à 37 degrés, apparaissent de longs filaments ramifiés. Dans les cultures en milieux liquides le bacille ne prend ce dernier aspect que très tardivement. Dans le lait il revêt la forme de « coccothrix. » *(id.)*

2° PROPRIÉTÉS DE COLORATION

« Ces bacilles se colorent par la plupart des méthodes employées por le bacille de Koch, par exemple les procédés de Fraenkel, Ehrlich, Czaplewski, Gabbet, Ziehl-Neelsen. Ils résistent à la décoloration par les acides et par l'alcool, surtout les éléments jeunes. La résistance à la décoloration dans les vieilles cultures est sensiblement atténuée. Ils restent colorés après le Gram » (Moeller).

3° CARACTÈRES DES CULTURES

D'après Moeller (128). — «*Agar glycérinée* : croissance rapide ; végétation exubérante. Petites colonies d'abord grisâtres, à l'aspect de gouttelettes, bientôt se réunissant les unes aux autres et prenant une teinte jaunâtre. Grumeaux dans le liquide de condensation, qui s'éclaircit au bout de quelque temps.

Pomme de terre : « à 37 degrés, végétation luxuriante ; formant une culture épaisse, grisâtre.

Gélatine : au bout de quatre ou cinq jours, à 20 de-

pour les lésions du « Timotheebacillus. » (Moeller, 128).

Moeller dit encore : « Le bacille produit les mêmes lésions que le bacille du beurre ; les cultures sur le lait sont les plus virulentes. »

D'après les expériences de Freymuth (67) il est possible de produire avec cette bactérie, chez les animaux à sang froid, une véritable maladie à tubercules. Les bacilles contenus dans ces tubercules sont élancés et ne sauraient être distingués au microscope des bacilles de Koch.

Dans ses expériences d'inoculation locale, dans le rein ou dans le système artériel de lapins, du « Grasbacillus II » en culture pure, Lubarsch (114) dit avoir réussi une fois à obtenir des figures rayonnées des bacilles dans les lésions. Pour lui ce bacille est moins virulent pour le lapin et le cobaye que ne le sont le « Timotheebacillus » et le «Mistbacillus. »

VI. Considérations générales.

En somme, le « Grasbacillus II » ne nous paraît se distinguer du « Thimotheebacillus » que par des différences de degrés ; il doit être rapproché de lui, sinon lui être identifié.

CHAPITRE IV

BACILLES RÉSISTANT AUX ACIDES RENCONTRÉS DANS LA TERRE

Mazuschita (119) dit avoir « trouvé dans la poussière des rues de Fribourg ensemencée sur gélatine, des bacilles ressemblant aux bacilles tuberculeux », mais il ne paraît pas avoir recherché si ce microorganisme possédait des propriétés de colorabilité analogues à celles du bacille de Koch. Il pense avoir eu affaire au bacille pseudo-butyricus. »

Schneiderlin, cité par Herr (85), enterra des organes tuberculeux et des organes sains préalablement dilacérés ; il déterra ces organes au bout d'un long espace de temps et constata la présence de bacilles résistant aux acides non seulement dans les organes tuberculeux mais dans les organes sains enterrés avec les premiers. Il pense que le bacille tuberculeux avait gagné les organes sains.

Herr, qui rapporte ces expériences, se demande s'il ne pouvait pas s'agir de bacilles résistant aux acides, ressemblant aux bacilles de Koch, de « bacilles résistant aux acides se trouvant dans la terre. »

Karlinski (94) prétend avoir décelé, à l'aide du

CHAPITRE V

MISTBACILLUS DE A. MOELLER

Synonymie. — *Mistbacillus* (Moeller.) — Bacille du fumier. — Bacille des fèces des animaux (Anglais, quelques auteurs allemands). — Mistpilz. — *Mycobacterium Phlei* (Lehm. et Neumann).

I. Découverte. — Isolement.

Ce bacille, découvert par examen microscopique direct du fumier, fut isolé « par la culture sur agar glycérinée, sans passer, au préalable, par les animaux. Les inoculations directes du fumier aux animaux échouèrent » (125) car les cobayes inoculés avec cette substance moururent tous de péritonite. Les autres méthodes d'inoculation échouèrent également. Mais Moeller réussit à isoler ces bacilles sur des plaques d'agar glycérinée. Il le transporta ensuite sur d'autres milieux pour avoir des cultures pures.

II. Habitat.

« Primitivement rencontré, dit Moeller (124), dans un tas de fumier de vaches qui avait longtemps séjourné dans une cour de notre hôpital, je l'ai ensuite trouvé dans les excréments frais de vaches qui n'avaient pas réagi à l'épreuve de la tuberculine, ainsi que dans les excréments de chevaux, de porcs, et surtout de mulets.

Il est également peu abondant dans les exonérations fraîches et dans le fumier; mais, si on place à l'étuve à 37 degrés un échantillon de ces substances, enfermé avec de l'eau stérilisée dans un tube pourvu d'un bouchon de caoutchouc, et qu'on colore par le Ziehl-Neelsen, au bout de dix jours, des frottis de ces substances ainsi traitées, on trouve des bacilles résistant aux acides en plus grande quantité qu'avant le séjour dans l'étuve. »

Ces éléments ont été rencontrés dans les fèces frais d'animaux et le fumier à Vienne et à Braunschweig par d'autres auteurs, qui ont communiqué leurs découvertes à Moeller.

III. Morphologie.

1° CARACTÈRES MICROSCOPIQUES

D'après Moeller (126), « ces bacilles se présentent dans le fumier sous l'aspect de bâtonnets élancés, longs de 1 à 4 μ, larges de 0,2 à 0,4 μ, souvent infléchis; parfois segmentés en 2 ou 3 portions; souvent rassemblés en amas plus ou moins considérables; çà et là, on voit des éléments accolés l'un à l'autre, ou formant entre eux un angle obtus; notre bacille contient quelquefois, comme le bacille de Koch, des grains plus fortement colorés que le reste de l'élément, et dont le diamètre est plus grand que la largeur de la bactérie. Enfin, on observe aussi d'assez longs filaments renflés à une de leurs extrémités ou aux deux; il n'a jamais été observé de ramification. »

« Sur serum, les bacilles sont, pour la plupart, courts et rectilignes, et forment des faisceaux ;

on observe la forme en coccothrix. Sur gélatine, on voit des formes plus épaisses qu'ailleurs. En
bouillon glycériné, on aperçoit fréquemment des éléments infléchis, ou formant entre eux des Y, des angles
tronqués et des filaments ; fréquemment, deux ou plusieurs bacilles sont situés l'un à côté de l'autre ; les
individus sont toujours plus longs et plus développés
dans les colonies impures, et, dans ce cas, on voit plus
qu'ailleurs des filaments non ramifiés avec une ou deux
massues (comme il nous a été donné plus tard d'en
observer dans les poumons de cobayes infestés). »

Lubarsch (124) a rarement observé de vraies ramifications.

Mayer (120) semble avoir observé « des bacilles du
fumier » ramifiés ; « les embranchements se faisaient,
dit-il, à angle aigu. »

Lehmann et Neumann (106) ne différencient pas
le « bacille du fumier » de Moeller du bacille de Petri ;
ils décrivent son aspect miscrocopique en même
temps que celui de ce dernier. Ils disent avoir observé
des ramifications quand les bacilles du fumier sont
âgés de quelques jours.

2° PROPRIÉTÉS DE COLORATION

« Ce bacille, dit Moeller (126), résiste parfaitement
à la décoloration par les acides et par l'alcool, surtout
en culture jeune. Les individus âgés, colorés d'après la
méthode de Ziehl-Neelsen ou celle de Fraenkel-
Gabbet, ne restent plus colorés que partiellement, surtout
les éléments élevés i sur pomme de terre. Résistent
particulièrement aux acides les bacilles venant de

cultures jeunes sur agar-sérum, agar-ascite, bouillon glycériné ; dans ce dernier milieu, quelques bacilles prennent le bleu de méthylène après la double coloration ; j'ai souvent fait des bacilles restant colorés par la fuchsine, malgré une décoloration, pendant une minute, par une solution d'acide sulfurique à 40 pour 100, suivie de l'action de l'alcool. La coloration n'est pas sûre avec la fuchsine à froid. La méthode de coloration préconisée par Czaplewski pour le bacille tuberculeux donne de belles préparations. »

Kràl, de Prague, et Czaplewski, de Cologne, témoignent de la grande résistance aux acides de ce bacille. Dans une lettre adressée à A. Moeller, Czaplewski dit qu'il s'est convaincu de la résistance colossale aux acides que ce bacille présente. Kretz, de Vienne, a communiqué à Moeller que « ce bacille résiste bien mieux que le bacille tuberculeux à la décoloration par les acides. »

Pour Mayer (120) « il prend le Gram difficilement, laissant à l'intérieur des parties non colorées. »

3° CARACTÈRES DES CULTURES

La première culture a été obtenue par Moeller (124) à l'aide de l'ensemencement de parcelles de fumier sur des *plaques d'agar glycérinée*, qu'il plaça à 37 degrés. «Au bout de deux ou trois jours, il se forma des colonies petites, surélevées, d'un blanc grisâtre, devenant jaunâtres, d'abord au centre, bien ombiliquées au centre, arrondies, à bord à pic ; d'abord mates, elle devinrent humides et brillantes. »

« De cette culture je pris les éléments nécessaires pour l'ensemencement d'autres milieux. » (Moeller, 126).

D'après les auteurs. — Le *Misthacillus* pousse sur sur tous les milieux usuels. Sa température optima est 37-38 degrés. Il végète lentement à la température de la chambre. Dans le premier cas, les colonies deviennent visibles au bout de deux jours ; à la température de la chambre, elles ne le sont qu'au bout de cinq ou six jours. (Moeller, 126).

Il faut employer de préférence, selon Moeller, des milieux préparés depuis peu de temps et humides, ainsi on observe déjà un commencement de végétation au bout de vingt-quatre heures, sur rondelles de pommes de terre, placées en chambre humide.

La *formation de matières colorantes* commence le deuxième ou le cinquième jour et varie d'intensité avec le milieu. Les plus belles colonies jaune d'or ont été observées sur des milieux glycérinés, en particulier, sur l'agar glycérinée où la culture est jaune ocre ; sur pomme de terre crue la coloration est jaune d'or ; sur pomme de terre cuite, elle est jaune gris (Moeller, 126.)

Sur *betterave :* au bout de deux jours, culture mince blanche, bientôt jaune soufre, le long des stries ; elle est jaune d'or à plusieurs endroits au bout de trois ou quatre jours (Moeller, 126).

Sur *pomme de terre* (dans un verre à réaction avec chapeau caoutchouté pour empêcher l'évaporation) *cuite* ou *crue*, il se développe déjà au bout de trois ou quatre jours, à 37 degrés, des colonies d'abord gris blanchâtre, puis jaunâtre gris et enfin jaune ocre, un peu surélevées, faiblement brillantes (Moeller, 125).

Sur *pomme de terre*, d'après Mayer (120), dépôt abondant jaune ocre.

Sur *agar :* il pousse bien ; en stries : au bout de quarante-huit heures, à 37 degrés. colonies isolées, surélevées, qui se fusionnent plus tard, formant une couche brillante, plus épaisse le long des stries, à bords nets. D'abord blanc gris, elles prennent bientôt une teinte chamois (Moeller, 125).

Sur *agar*, d'après Mayer (120), colonie sèche qui devient jaunâtre au bout de quelque temps, puis jaune orange ; se laisse facilement détacher du milieu ; au bout de quatorze jours, cette culture ne présente aucune différence avec le bacille de la Timothee ou avec ceux de Rabinowitsch et d'Hormann-Rubner.

Sur *agar glycérinée*, la colonie est jaune orange ou jaune d'or et est plus exubérante que sur agar simple ; les vieilles cultures sont plissées ; dans l'eau de condensation nagent des parcelles de culture, il se forme un dépôt filamenteux, le reste du liquide est clair. (Moeller, *id.*)

Sur *sérum de bœuf* (en stries) : au bout de deux jours, à 37 degrés, au bout de cinq à six jours, à 20 degrés, il se développe le long du trait d'ensemencement une colonie un peu jaunâtre, assez peu abondante (Moeller, 126).

En piqûre : au bout de deux ou trois jours, tout le trait de piqûre est enveloppé de colonies jusqu'au fond du milieu. (Moeller, *id.)*

Agar-ascite (en piqûre) : comme sur agar simple (Moller, *id.)*

Lait stérilisé : devenu acide au bout de quatre à cinq jours : coagulé dans quelques tubes, il prend une teinte rouge jaunâtre. A la surface il seforme un anneau jaune ocre. Au bout de huit jours, l'anneau augmente. Il a été impossible d'obtenir de culture directe sur ce milieu avec de l'extrait de fumier contenant des bacilles. (Moeller, *id.*)

En *bouillon :* au bout de deux jours, à 37 degrés, végétation exubérante ; bouillon un peu troublé ; bientôt il se forme un dépôt jaune, abondant ; plus tard, il se forme des pellicules qui tombent au fond sous forme de petits flocons ; quelques fragments sont adhérents au verre. (Moeller, *id.*)

En bouillon, d'après Mayer (120), le liquide est. complètement trouble, sans aucune odeur d'ammoniaque ; il ne s'y forme pas d'indol.

En *bouillon glycériné :* végétation plus riche et plus rapide. (Moeller, *id.*)

En *bouillon glycériné saccharosé :* liquide trouble et dépôt. (Moeller, *id.*) Réaction de l'*indol* négative ; pas d'odeur spéciale.

Gélatine en piqûre : au bout de cinq à six jours, enveloppement grisâtre du trait. Très peu de végétation superficielle. Pas de liquéfaction.

Gélatine glycérinée : végétation exubérante.

Extrait de fumier filtré : végétation abondante.

Lehmann et Neumann (106), comme nous l'avons déjà dit, donnent pour ce bacille les mêmes caractères de culture que pour le bacille Petri.

En *gâteau de farine*, de Gasperini, la végétation est faible (Lubarsch) (114).

D'après le même auteur, la culture sur agar est la même que pour le bacille de la Timothée, et le bouillon étendu, n'est jamais troublé.

CARACTÈRES DE NOS CULTURES. — *Agar simple :* au

bout de quatorze jours, culture assez abondante, humide, jaune clair : au bout d'un mois, même caractère.

Agar glycérinée : mêmes caractères que sur agar simple ; mais culture exubérante et plus chromogène.

Pomme de terre glycérinée : agée de six jours, la culture est peu abondante, grisâtre, mate, avec un petit voile à la surface du liquide glycériné.

Gélatine : le bacille n'a pas poussé au bout de trois mois.

Lait : le milieu reste blanc avec une pellicule crémeuse non colorée.

Bouillon simple : liquide un peu trouble ; pas de voile ; dépôt peu abondant, jaune serin.

Bouillon glycériné : liquide un peu trouble ; voile jaune gris, abondant, graisseux, brillant, montant sur les parois du ballon ; dépôt floconneux, abondant, jaune clair.

IV. Caractères biologiques.

Les caractères biologiques n'ont guère été spécialement étudiés. Nous savons toutefois que cette bactérie végète bien à la température de l'étuve, plus mal à la température de la chambre ou sur des milieux nutritifs anciennement préparés.

Elle n'a pas de mouvements propres.

Elle ne liquifie pas la gélatine.

Elle ne coagule pas le lait.

V. Propriétés pathogènes.

A. Moeller (125, 126) ne semble pas distinguer les propriétés pathogénes du bacille du fumier de celles du *timotheebacillus* ; dans son rapport au Congrès de

Londres, au contraire, il nous dit que si « ce bacille a les mêmes caractères de forme et de coloration que le bacille de la Timothee, il ressemble plutôt, par ses cultures et ses propriétés pathogènes au bacille des graminés, n° II. »

Or, nous savons que le rôle pathogène de ce dernier microorganisme n'a pas été non plus très étudié et que Moeller (128) le rapproche de celui du Timotheebacillus tout en montrant qu'il donne des lésions ressemblant moins à celles de la tuberculose.

Lehmann et Neumann (106) ne distinguent pas les propriétés pathogènes du *Mistbacillus* de celles du bacille de la Timothee.

D'après Mayer (120), qui a injecté dans la cavité péritonéale de cobayes des cultures pures du *Mistbacillus* mélangées de beurre, a vu les lésions observées au bout de quatre jours, constituées par de nombreuses fausses membranes fibrineuses, graisseuses, sur le péritoine diaphagmatique, ainsi que des granulations constituées par des lymphocytes. Les bacilles dans les granulations et surtout dans les membranes sont ordonnées comme lorsqu'il s'agit du bacille de Petri.

VI. Considérations générales.

A propos du *Mistbacillus*, nous ferons remarquer que ce bacille présente des points de ressemblance avec les autres bacilles de Moeller, avec le bacille du beurre de Petri, et avec le bacille de la tuberculose, surtout dans ses cultures.

Ce sont là les opinions qu'émettent Moeller, Mayer, Lehmann et Neumann.

CHAPITRE VI

BACILLE DE LA TUBERCULOSE BOVINE
DE MOELLER

Ce bacille, isolé par A. Moeller (131), de nodules de tuberculose bovine, a été étudié par cet auteur ; mais A. Moeller n'a pas publié de travail détaillé sur cette bactérie, dont il dit quelques mots dans son rapport au Congrès de Londres (131).

« Le bacille de la pommeliére, dit A. Moeller (131) a, comme l'on sait, été déclaré d'abord par Koch, puis par Flügge, Bollinger et d'autres comme absolument identique au bacille de la tuberculose humaine.

« Dans mes recherches de cultures que j'ai faites j'ai réussi à isoler de la profondeur de nodules tuberculeux de bœufs et de porcs un microorganisme résistant à la décoloration par les acides et par l'alcool, qui se différencie du bacille de la tuberculose de Koch par ses conditions de végétation et son aspect dans les cultures et sous l'objectif du microscope. Je l'ai élevé en partant directement des nodules de la pommelière et en ensemençant, avec le contenu profond de ces nodules, des tubes d'agar.

«Au bout de quarante-huit heures, je trouvai sur ces milieux, avec une quantité d'autres microorganismes, des colonies isolées de bacilles résistants aux acides et à l'alcool. Je réussis sans peine à les obtenir en culture pure. Le bacille croît vite. A 37 degrés, il s'est déjà multiplié au bout de dix à douze heures. Au bout de vingt-quatre heures, les colonies sont déjà visibles. A la température de la chambre, il croît plus lentement mais bien. La culture pure sur agar glycérinée est d'abord humide, puis se sèche, devient grisâtre et ressemble à une membrane ; elle se distingue facilement d'une culture de tuberculose. L'eau de condensation reste claire.

« Au microscope, le microorganisme apparaît sous la forme d'un bacille de la même longueur que le bacille de la tuberculose, mais un peu plus gros que lui.

« Il provoque chez le cobaye une maladie à tubercules. Je ne puis toutefois pas formuler de jugement définitif à ce sujet. »

Caractères de nos cultures[1].

Agar simple : culture blanche, mate, exubérante au bout de dix-huit-jours.

Agar glycérinée : culture abondante, crémeuse, très plissée parfois ; jaune d'œuf, brillante, ou, sur certains tubes, plus rougeâtre avec des plis très accusés.

Pomme de terre glycérinée : jeune, la culture est grasse, mate ; il n'y a rien dans le liquide glycériné ; à dix-huit jours, elle est grisâtre, peu épaisse, craquelée, sèche, dans certains points luisante et plus humide.

---

[1] Nous avons vérifié les données de Moeller sur les propriétés microscopiques de son bacille.

Carotte glycérinée : culture unie, légèrement brillante, assez abondante au bout de dix-huit jours ; culture de un mois : enduit jaunâtre pâle, peu abondant, crémeuse, sèche.

Gélatine : culture abondante, plissée, mate, non colorée.

Lait : un peu sale ; pellicule jaunâtre à la surface.

Bouillon simple : léger voile gris clair, dépôt peu abondant, liquide trouble.

Bouillon glycériné : voile blanc, crémeux, épais, mamelonné, peu brillant, légèrement plissé ; liquide parfaitement limpide ; dépôt abondant.

Expériences personnelles d'inoculation aux animaux.

Expérience I. — Cobaye de 350 grammes. — Le 6 novembre, inoculation sous la peau de la cuisse droite de parcelles de culture sur agar glycérinée, âgé de six jours, du bacille de la tuberculose bovine de Moeller, mis en suspension dans du bouillon ordinaire (1^{cmc}).

Mort le 13 novembre ; poids : 260 grammes.

Au point d'inoculation petit abcès de 1/2 centimètre cube contenant un pus épais, blanchâtre ; ganglion iliaque droit un peu tuméfié. Autres organes normaux. Frottis du pus de l'abcès, colorés comme pour le bacille tuberculeux : nombreux bacilles rouges, trapus, presque tous groupés en petits amas et situés à l'intérieur des éléments cellulaires. Tubes d'agar glycérinée ensemencés ; au bout de vingt heures (à 37 degrés), végétation visible ; au bout d'un jour et demi :

cultures mates, grises, assez abondantes. Un cobaye, inoculé avec les lésions est resté normal.

Expérience II. — Cobaye de 750 grammes. Inoculation le 19 novembre, dans la cavité péritonéale, de culture pure du bacille de la tuberculose bovine, âgée de dix-huit jours, sur agar glycérinée.

Mort le 7 décembre ; poids : 410 grammes ; petites masses jaunâtres, peu nombreuses, sur le mésentère et sur l'épiploon. Congestion intense du péritoine. Rate un peu augmentée de volume.

Ensemencement des lésions sur agar glycérinée ; au bout de quatre jours, à 37 degrés, colonies, d'un jaune clair, rondes, non confluentes.

Frottis des lésions colorés par la méthode de Ziehl-Hauser : nombreux bacilles rouges, petits.

Expérience III. — Cobaye de 800 grammes. Inoculation le 19 novembre dans sa cavité péritonéale de culture pure du bacille de la tuberculose bovine de Moeller, âgée de dix-huit jours, sur agar glycérinée, mélangée à du beurre liquide stérilisé à 110 degrés pendant dix minutes.

Mort le 5 décembre ; poids : 420 grammes.

Congestion péritonéale très marquée. Exsudats nombreux, véritables petites masses blanchâtres, crémeuses ; adhérences des viscères entre eux. En un point, masse caséeuse du volume d'une petite noix. Rien aux poumons. Rate, qui elle-même semble intacte, recouverte dans la plus grande partie de sa surface d'une coque blanchâtre de 1 à 2 milimètres d'épaisseur ; sur le foie, particulièrement sur sa face inférieure, beaucoup d'exsudats formant, par endroits, des masses constituées par de petites grappes blanches. Au niveau des reins, exsudats blanchâtres superficiels. Les deux capsules surrénales sont volumineuses et congestionnées en leur centre ; en de nombreux points du péritoine, granulations blanches du volume d'une tête d'épingle en verre.

Un tube d'agar glycérinée est ensemencé ; au bout de six jours, à 37 degrés, culture grisâtre, jaune par places, à bords festonnés.

Frottis des lésions abdominales colorés par la méthode Ziehl-Hauser : mêmes bacilles rouges.

On ne saurait exactement déterminer encore la nature de ce nouveau microorganisme décrit par Moeller. Bornons-nous à l'heure actuelle à constater la ressemblance de ses cultures avec celles de certains bacilles du beurre et l'analogie qui existe entre les lésions qu'il provoque chez les animaux et celles dues aux bacilles de Tobler.

TROISIÈME PARTIE

CHAPITRE PREMIER

BACILLES RÉSISTANT AUX ACIDES RENCONTRÉS CHEZ L'HOMME SAIN

Divers auteurs, en particulier Strauss (170), Laabs (102), Moeller (129) ont signalé la présence du bacille de Koch dans le mucus nasal ou buccal de personnes saines ayant habité avec des tuberculeux. Mais il a été démontré par Laabs (102), Moeller (129), Rabinowitsch (149), Karlinski (94), que dans diverses excrétions et sécrétions d'individus sains il existe, en dehors du bacille de Koch, du bacille du smegma, du bacille du cérumen, anciennement connus, d'autres bacilles résistants à la décoloration par les acides. Ces bactéries, dont la nature est encore hypothétique, présentent des caractères très particuliers.

I. Laabs (102) rapporte que, dans la plupart des sécrétions de la peau et des muqueuses du corps humain il a observé, tantôt en petit nombre, comme dans le mucus nasal, dans le mucus des recoins de la bouche, tantôt en grande quantité, dans le smegma préputial, le cérumen, les sécrétions des doigts de pied, les comédons « des bacilles qui ressemblent beaucoup, par la forme, les dimensions et surtout par les propriétés de coloration au bacille de la tuberculose ».

Quelques-uns de ces bacilles semblent devoir être identifiés les uns au bacille du smegma, les autres aux bacilles du cérumen de Bienstock (26) et de Gottstein (73).

Les observations de Laabs n'ont pas été suivies d'essais pour obtenir ces bacilles en culture pure.

Nous retiendrons toutefois qu'il a trouvé dans le mucus nasal et buccal des bacilles résistant aux acides qui peuvent sans doute être assimilés à ceux que Karlinski cultiva plus tard.

II. A. Moeller (129, 131) a rencontré des « pseudo-bacilles tuberculeux » dans les sécrétions nasales et pharyngées, dans les enduits recouvrant la langue ou les dents, dans les cryptes amygdaliennes de personne saines. Ces bacilles placés dans du bouillon se multiplient même à 30 degrés centigrades et d'une façon continue pendant longtemps ; « cela, dit Moeller (131) les distingue nettement des bacilles de Koch qui, mis dans de semblables conditions, se multiplient très rarement et en tout cas se multiplient seulement pendant quarante-huit heures ».

III. Rabinowitsch (149), dans son article sur la gangrène pulmonaire dont nous parlons plus loin, dit que plusieurs fois elle a rencontré « des bacilles, ne se décolorant pas par les acides, qui n'étaient pas le bacille de la tuberculose, dans les crachats, la salive, les enduits recouvrant la langue ou les dents de personnes saines ».

IV. Karlinski (94) rencontre un bacille résistant aux acides à propriétés très particulières en cherchant le bacille de la lèpre dans le mucus nasal d'un grand nombre d'individus pour déterminer la valeur des assertions de Sticker (cité par Karlinski) qui prétendait pouvoir faire le diagnostic précoce de la lèpre par l'examen du mucus du nez.

RÉSULTATS GÉNÉRAUX DES RECHERCHES DE KARLINSKI

Sur 235 personnes examinées, il trouva, dans leur mucus nasal, des bacilles résistant aux acides :

2 fois chez des syphilitiques secondaires ;

3 fois chez des syphilitiques tertiaires ;

4 fois chez des individus atteints de fièvre intermittente ;

2 fois chez des individus atteints de coryza banal ;

10 fois chez des individus sains (sur 20 individus sains examinés en tout).

OBSERVATION PRIMITIVE DE KARLINSKI [1]

« Examen du mucus nasal, en frottis coloré par la méthode de Ziehl-Neelsen, d'un homme de quarante-trois ans atteint de

[1] Nous donnons ici cette observation bien qu'il s'agisse de bacilles rencontrés chez un individu malade, parce que dans cette observation se trouvent exposés en détail les caractères des

syphilis tertiaire et porteur d'une gomme du nez ; on trouve de nombreux bacilles résistants à la décoloration par les acides, courts, réunis par deux ou trois, parfois formant de petits amas, quelquefois nettement granuleux, nullement situés à l'intérieur des cellules, ne formant jamais de « gerbes de blé ou de paquets de cigarettes » comme dans le cas de bacille de la lèpre.

Des plaques de Petri sont ensemencées avec le mucus nasal de l'homme en question. Au bout de quatre jours, on voit apparaître des colonies d'un gris jaunâtre, sèches, plissées, qu'on reconnaît comme étant constituées par des bacilles résistant aux acides. On obtient des cultures pures de ces bactéries par réensemencement.

Aspect des cultures pures :

« Sur *agar glycérinée* : culture humide, d'abord jaune gris, puis devenant plus sombre ; odeur douceâtre, peu agréable.

En *bouillon alcalin :* liquide trouble ; pas de voile ; dépôt peu abondant, jaunâtre, visqueux.

Sur *gélatine :* culture sèche, jaunâtre.

Pomme de terre cuite : culture grasse, grise, peu abondante.

Agar peptonée et glycérinée : colonies ressemblant, au bout de trois jours, à une culture de tuberculose au début, en forme de « tresses de cheveux ».

Lait stérilisé : non coagulé, petit dépôt jaunâtre à la surface.

Agar ordinaire additionnée de beurre stérilisé : végétation jaune orange, abondante,

Les bacilles examinés au microscope présentent dans les divers milieux des caractères un peu particuliers : sur agar peptonée et glycérinée par exemple ils sont larges, granuleux, ressemblant à s'y méprendre au bacille tuberculeux.

La résistance à la décoloration par les acides, est très accusée dans les cultures jeunes et dans les cultures sur lait stérilisé ; cette

bacilles résistant aux acides trouvés par Karlinski chez les personnes saines et qu'il identifie les deux variétés de microorganismes.

résistance disparaît si, avant l'épreuve de la décoloration, on traite la préparation par l'éther sulfurique, le chloroforme, ou l'eau chaude (procédé de Kaufmann).

La formation d'indol dans les cultures est incertaine, ainsi que la fermentation dans les milieux sucrés. La température optima pour le développement est 37 degrés centigrades ; celui-ci se fait pourtant à la température ordinaire de la chambre. La végétation a lieu à l'abri comme au milieu de l'oxygène La gélatine n'est pas liquéfiée, le lait n'est pas coagulé.

Ces bacilles ne sont pas pathogènes pour les lapins, ni pour les souris ; quatre sur six cobayes inoculés succombent quatre à huit semaines après l'inoculation intra-péritonéale. Leurs anses intestinales adhérent entre elles et le péritoine présente de nombreux nodules ; nombreuses granulations au niveau de la rate et du foie ; les ganglions sont presque tous tuméfiés. Ces nodules et ces granulations sont constitués par des cellules rondes, du tissu nécrosé ; il y a beaucoup de bacilles résistant aux acides dans ces formations mais pas de cellules géantes. Les bacilles ne purent pas être obtenus en culture pure en partant du sang des animaux mais on a pu y réussir avec les exsudats de la cavité abdominale. On ne trouve jamais de granulations dans les poumons ; on rencontre une fois dans un rein et une autre fois dans la plèvre un nodule assez gros. Jamais la nécrose observée ne fut comparable à la caséification typique. »

Karlinski donne les caractères suivants, comme caractères de différenciation de son bacille et du bacille de la tuberculose :

Bacille épais, court, se cultivant très commodément, odeur spéciale des cultures, structure spéciale des lésions. Résistance aux acides assez considérable, mais disparaissant après l'emploi du procédé de Kaufmann. Jamais de formes ramifiées ou en massues.

Il le distingue du bacille de la lèpre par les caractères suivants :

« Il végète bien à la température ordinaire ; il produit des lésions spéciales chez les animaux ; ne présente jamais de formes en « paquets de cigarettes » ou en « gerbes de blé. »

Karlinski identifie le bacille rencontré par lui chez les personnes saines à celui des personnes malades. Ils présentent, selon lui, les mêmes caractères. Il distingue son bacille de ceux découverts par Lévy (110), Czaplewski (51), Teich (30), Bordoni (30), dans des cas de lèpre ; il le dit « très analogue au bacille de Petri et au bacille I de Korn, mais différent du bacille II de Korn., du « Timothéebacillus » de Moeller. « En tout cas, dit-il, la découverte de bacilles résistant aux acides dans le mucus nasal de personnes non lépreuses, saines ou malades, mérite quelque attention. Il faut y penser avant de faire le diagnostic de lèpre au début[1]. »

---

[1] Nous n'avons pas reçu de cultures du bacille de Karlinski, et n'avons donc pas pu de ce bacille faire une étude personnelle.

CHAPITRE II

BACILLES RÉSISTANT AUX ACIDES RENCONTRÉS CHEZ L'HOMME MALADE

HISTORIQUE

Laabs (102), Karlinski (94), Moeller (131) ont décelé des bacilles résistant aux acides chez des sujets sains ; ces bacilles n'étaient accompagnés d'aucune espèce de processus pathologique. Un certain nombre d'observateurs ont mis en évidence des bacilles analogues dans les crachats d'individus malades ou à l'intérieur même de certaines lésions.

Déjà, en 1884, Zahn (179) signalait la présence de bactéries spéciales ne se décolorant pas par les acides dans l'expectoration d'un malade. Ginsberg (71), treize ans après Zahn, observe des bacilles ressemblant au B. de Koch dans deux affections oculaires. La même année, Flexner (59) publie un cas d'affection pulmonaire où il rencontra un streptothrix résistant à la décoloration par les acides, et Stolz (167) décrit un « bacille ramifié », offrant cette particularité de coloration, qu'il trouve dans des masses glaireuses des organes uro-génitaux chez une femme atteinte de pyélonéphrite. En 1898. A. Fraenkel (65) signale, dans la gangrène du poumon, des bacilles présentant les mêmes propriétés de coloration que le bacille de Koch. Quelques jours après Fraenkel,

A. Pappenheim (146) produit une observation analogue. En 1899, A. Moeller (129) rencontre de semblables bactéries dans son expectoration au cours d'une bronchite aiguë, et Dietrich (53 *bis*) dans un kyste de l'ovaire suppuré. Au même moment à peu près, des savants américains et français, Izquierdo (91), Odriozola et Tamayo (144), Letulle (108), Nicolle (137, 138), découvrent un microorganisme résistant aux acides dans les lésions de la « verruga péruvienne ». C'est aussi à la même époque que s'élève en Allemagne, au sujet de la culture du bacille de la lèpre, une vive discussion qui n'est pas encore terminée ; cette discussion met à l'ordre du jour des travaux italiens antérieurement parus sur cette même question. En 1897, 1900, 1901, Laser (104), Czaplewski (50), Fraenkel (66), Neufeld (136), cultivent un nouveau bacille résistant aux acides dont la nature est encore mal déterminée. En 1900, Mme Kempner-Rabinowitsch (149), ayant observé un cas de gangrène pulmonaire où elle trouva des bacilles ressemblant au bacille de Koch, réussit, la première, à obtenir en culture pure ces microorganismes déjà observés par d'autres auteurs. Dernièrement enfin, Folli (64) publie plusieurs cas de gangrène où il a décelé des bactéries analogues et Mironescu (123) les observe dans les fèces d'un malade soupçonné de dothiénentérie.

Afin d'être en mesure de nous faire une opinion sur la nature de ces diverses bactéries rencontrées dans des affections si diverses, nous donnerons les observations des auteurs en insistant sur les caractères des bacilles qu'ils ont mis en évidence dans les affections suivantes :

1° Dans des *affections oculaires;*

2° Dans la *verruga péruvienne;*

3° Dans un *kyste suppuré de l'ovaire*, chez une malade atteinte de *pyélonéphrite* et dans *diverses affections génitales* (Laser et Czaplewski) ;

4° Dans les fèces d'un malade suspecté dans la *dothiénentérie;*

5° Dans la *lèpre;*

6° Dans certaines *maladies des voies respiratoires,* en particulier, la *gangrène du poumon.*

CHAPITRE III

BACILLES RÉSISTANT AUX ACIDES DANS DEUX CAS D'AFFECTION OCULAIRE

Ginsberg (71), de Dresde, rapporte deux cas remarquables d'affection oculaire ne présentant aucun caractère clinique de tuberculose, mais où l'examen anatomique révéla des lésions ressemblant à des lésions tuberculeuses, qui contenaient des microorganismes particuliers :

Ces microorganismes étaient « des bacilles rectilignes, de largeur uniforme, un peu moins longs que le bacille de Koch ; situés de préférence dans les régions malades des yeux et le plus souvent intra-cellulaires, ils résistaient, après l'action du Ziehl, à la décoloration par les acides, même par l'acide nitrique à 30 pour 100 ou l'acide sulfurique employé pendant une demi-heure ». Ginsberg ne dit pas avoir obtenu de cultures de ce bacille, Dönitz et Günther, qui virent cette bactérie dans les préparations de Ginsberg prétendent — et c'est aussi l'opinion de ce dernier — « qu'elle ne ressemble à aucune espèce connue et ne saurait être identifiée au bacille de Koch, pas plus qu'à celui de Lustgarten ».

Obs. I. de Ginsberg (résum.) M. S..., 26 ans. Perdit la vision de l'œil gauche il y a un an et demi à la suite d'une « inflammation douloureuse ». Se présente à l'hôpital parce qu'il aperçoit des taches dans le champ visuel de l'œil droit. Ni tuberculose, ni syphilis dans les antécédents. Aux poumons pas de signes bien nets : à droite, expiration soufflante ; des deux côtés quelques craquements surtout au sommet droit. Œil droit normal. Le corps vitré de l'œil gauche est le siège d'un trouble accentué ; champ visuel rétréci ; la vision diminue progressivement ; points opaques dans la cornée ; iris hyperhémié ; cristallin gonflé et trouble. Pas de douleurs. Enucléation pratiquée neuf mois après l'entrée du malade à l'hôpital.

A l'examen anatomique : cornée normale ; les parties sombres et épaissies n'ont pas été examinées ; iris riche en cellules rondes. Rétine soulevée par un exsudat homogène ; sur sa face interne épais tissu de « granulations » ; éléments ressemblant à des cellules géantes, dans la couche rétinienne située immédiatement sous les granulations. Dans la rétine et dans l'iris, bacilles spéciaux.

Obs. II de Ginsberg (résum). Mlle K..., 21 ans ; rougeole dans l'enfance ; après cette maladie a souffert des yeux ; depuis six ans, kératite diffuse superficielle de l'œil droit ; séquelles d'iritis visibles à l'examen de l'état actuel, ainsi que la kératite. L'inflammation gagne les autres régions de l'œil. Elle devient intense. Injection péricornéenne. Douleurs intolérables. L'énucléation est pratiquée.

A l'examen anatomique : rétine soulevée par un exsudat assez abondant, surtout à la partie antérieure du globe de l'œil. Espaces lymphatiques périvasculaires élargis ; dans la région qui entoure l'iris, la rétine est bourrée de granulations. Pas de caséification ; amas de cellules géantes dans la rétine ; dans les cellules du tissu granuleux sont les bacilles décrits.

Ces deux observations, très curieuses, sont trop incomplètes, en particulier au point de vue bactériologique, pour qu'il soit possible d'en tirer une conclusion ferme quelconque.

CHAPITRE IV

BACILLE DE LA VERRUGA DU PÉROU

BACILLES RÉSISTANT AUX ACIDES RENCONTRÉS DANS LES LÉSIONS
DE LA VERRUGA DU PÉROU

Dans les lésions d'une maladie infectieuse spéciale, la
« verruga » (verrue), endémique au Pérou et au Chili, il
a été découvert un bacille ressemblant, par la forme et
les dimensions, au bacille de Koch et présentant des
propriétés de coloration analogues aux siennes.

I. Historique.

Découvert par Izquierdo (91), de Santiago (Chili),
en 1885, puis étudié par Odriozola et Tamayo (144),
ce microorganisme fut retrouvé et étudié par Letulle
(108) et Nicolle (137) (138). Lehmann et Neumann
(106) en font une mention brève dans leur manuel.

II. Découverte.

Ce bacille fut signalé pour la première fois par
Izquierdo, qui cherchait le microorganisme spécifique d'une maladie contagieuse, spéciale à son pays
et au Pérou.

III. Habitat.

Il a été rencontré dans les grosses tumeurs externes
qui s'observent dans l'une des formes de la maladie ;

« la plupart étaient libres dans les tissus, parfois à l'intérieur de leucocytes mononucléaires (Izquierdo, 91) » ; pour Letulle (108), « il était toujours extraprotoplasmique » ; souvent, d'après Izquierdo « dans les vaisseaux sanguins des lésions ou des régions environnant les tumeurs, ces vaisseaux étaient comme injectés par eux ». Odriozola et Tamayo (144), qui l'ont vu dans le sang de deux malades, prétendent d'autre part qu'« il est presque toujours en dehors des cellules ; que, lorsqu'il est intracellulaire, il occupe des éléments morts ».

IV. Morphologie.

1° CARACTÈRES MORPHOLOGIQUES MICROSCOPIQUES

Voici la description que donne Izquierdo (91) de ce microorganisme.

« Généralement observé sous la forme bacillaire, la bactérie rencontrée dans la verruga péruvienne se présente aussi sous la forme de filaments de 20 μ de longueur. Elle a 8 à 12 μ dans ses plus grandes dimensions, souvent moins ; ce bacille est un peu plus gros que le bacille de Koch ; les formes longues et les formes courtes se rencontrent de préférence dans les tubercules, les formes moyennes dans la peau saine ou dans les vaisseaux sanguins avoisinant les tumeurs. Beaucoup d'éléments portent des portions renflées ; à un fort grossissement, ils apparaissent granuleux, c'est-à-dire constitués par des grains fortement colorés, sphériques ou elliptiques, reliés les uns aux autres par une substance rosée (dans le cas de procédé à la fuchsine phéniquée). Les microorganismes de la peau saine semblent homogènes. Les bacilles sont fréquemment groupés en forme d'*S* ou simplement courbes, figurant parfois des cocci plus ou moins bien reliés entre eux. »

D'après Nicolle (138), ces bacilles sont généralement « un peu plus épais que le bacille tuberculeux ».

2° PROPRIÉTÉS DE COLORATION

Izquierdo prétend que « ces bacilles se décolorent complètement par les acides après l'action du Ziehl » mais il ajoute « qu'il reviendra sur ce sujet dans un travail ultérieur. » Si nous ne sommes pas plus renseignés par lui sur cette question, ce « travail ultérieur » n'ayant pas encore paru, Odriozola, Letulle, Nicolle ont nettement indiqué dans leurs publications que ce bacille « résiste, après l'action du Ziehl, aux décolorants acides, en particulier à HCl et à l'acide sulfureux. ». (Letulle) (108).

Odriozola a vu qu'il retenait la matière colorante après le Gram.

3° CULTURES

Odriozola dit seulement avoir ensemencé du bouillon avec le sang bacillifère de ses malades et avoir obtenu ainsi des « bacilles plus longs qu'ils ne l'étaient auparavant. »

Nicolle n'a pas obtenu de culture pure.

V. Propriétés biologiques.

Le bacille est immobile. On n'a pas vu de spores. Izquierdo pense que « les longs filaments répondent aux éléments adultes, lesquels, au bout d'un certain temps se fragmentent en cocci lesquels, par la suite, redonneront des bacilles et des filaments, »

VI. Pouvoir pathogène.

Izquierdo, Nicolle, Letulle, Odriozola croient que le bacille qu'ils ont mis en évidence dans les lésions de la verruga du Pérou est la cause de celles-ci.

VII. Considérations générales.

Ce microorganisme, pléiomorphe, présentant une certaine résistance à la décoloration par les acides, semble appartenir, comme le veut Nicolle (38), « à cette catégorie de bactéries dont le bacille de Koch est le type et qui comprend, en dehors de lui, le bacille aviaire, le bacille de la tuberculose de la carpe, le bacille lépreux, les pseudo-bacilles tuberculeux du beurre, le bacille de Bordoni-Uffreduzzi et de Czaplewski. Comme eux ce serait un sclerothrix ».

De nouvelles recherches et en particulier des essais de cultures sont à entreprendre pour déterminer exactement les propriétés de ce bacille et sa véritable nature.

CHAPITRE V

BACILLES RÉSISTANT AUX ACIDES
DANS DES CAS D'AFFECTIONS URO-GÉNITALES

I. Bacille de Stolz.

Stolz (167) a fait l'examen bactériologique « *des masses mucilagineuses situées autour de l'orifice externe de l'urètre d'une femme qui était atteinte, depuis un accouchement, d'une pyélonéphrite ascendante* ». Pendant cinq semaines, il rencontra, dans ces masses mucilagineuses dont il ne put déterminer la provenance, le microorganisme qu'il décrit ; l'examen bactériologique de cette même substance pratiqué trois mois après fut négatif.

Ce microorganisme se présentait rarement sous la forme bacillaire ; le plus souvent, il était constitué par un élément ramifié en forme d'Y. Il se colorait facilement mais le plus ordinairement d'une façon irrégulière par les divers procédés ; « traité par la fuchsine phéniquée chaude, puis pendant dix secondes par de l'acide azotique ou du chlorure de sodium à 20 pour 100 des parties isolées les unes des autres restent colorées dans l'élément bactérien. Au bout de vingt secondes de décoloration, toute la bactérie est décolorée. L'alcool absolu agissant pendant une demi-heure ne décolore pas le microorganisme ».

Les essais de culture furent infructueux, sauf une fois, sur un mélange de sérum sanguin humain et d'agar saccharosée : petites colonies transparentes à peine visibles à l'œil nu, qu'on trouva constituées par des amas de bactéries ramifiées. Le quatrième jour, ces colonies ne croissaient déjà plus ; elles furent envahies par des colonies de staphylocoques et de coli.

Recherches sur les animaux : négatives tant pour les masses mucilagineuses elles-mêmes que pour la culture des bacilles.

Stolz, en présence de l'insuccès des expériences sur les animaux et des réensemencements, de la faible résistance à la décoloration de ce bacille, malgré les analogies de forme, ne croit pas « à son identité avec les bacilles de Koch ramifiés obtenus par Metschnikoff (121), Nocard et Roux, Mafucci, Fischel (61, 62), Coppen-Jones (47), H. Bruns (33), ni avec le bacille de la diphtérie ramifié et porteur de massues, ni enfin avec le bacille du smegma, dont les formes ramifiées sont très rares ». Il croit avoir eu affaire à « un microorganisme non encore décrit qui doit toutefois être regardé comme un proche parent » des microbes qu'il vient rapidement de passer en revue.

II. Bacille de Dietrich.

A. Dietrich (53 *bis*) rapporte un cas de *kyste purulent de l'ovaire* où il trouva des bacilles résistants à la décoloration par les acides et par l'alcool, après l'action du Ziehl. Pendant la vie, l'amaigrissement progressif du sujet, l'existence de tumeurs abdominales, la présence dans les selles de bacilles offrant les caractères de forme et de coloration du bacille de Koch firent porter le diagnostic de « péritonite tuberculeuse chronique » ; la véritable nature de l'affection ne fut reconnue qu'à l'examen nécropsique. La présence de bacilles résistant aux acides dans les selles était due à la communication du kyste avec le rectum.

Les bacilles trouvés dans ce kyste sont, d'après Dietrich, un peu plus longs et un peu plus élancés que le bacille de Koch; ils forment parfois des croix, de courts filaments, des amas. Ils résistent à la décoloration par l'acide nitrique à 20 pour 100 ; quelques-uns seulement deviennent roses, de rouges qu'ils étaient, si on les traite par de l'acide nitrique à 10 pour 100, puis par l'alcool, pendant vingt minutes. Ils restent colorés après le Gram. Des cultures ne purent pas être obtenues. Avec le pus du kyste, quatre cobayes furent inoculés : l'un dans la cavite péritonéale, les trois autres sous la peau. Le premier mourut le lendemain de l'inoculation, d'une péritonite putride. Deux autres succombèrent au bout de quelques jours ; ils présentaient des abcès sanieux avec gangrène de la peau au niveau du point d'inoculation, et de la péritonite purulente ; on trouva beaucoup de Bac. Coli dans le sang, jamais de bacilles résistants aux acides dans le pus. Le quatrième cobaye fut sacrifié au bout de dix semaines ; il était normal.

Ces bacilles de Dietrich ne sauraient évidemment pas être identifiés au bacille de la tuberculose, ils n'ont produit chez la malade où ils ont été rencontrés aucune lésion tuberculeuse ; ils n'ont pas pu être élevés en milieu artificiel ; leur pouvoir pathogène sur les animaux est douteux.

Ils constituent une espèce bactérienne qui n'est

peut-être, comme le veut Dietrich, qu'une variété des bacilles du smegma. On sait que ces bacilles présentent une polymorphie considérable. Ils ont pu, venant de la portion inférieure du rectum, pénétrer, par la communication, dans la cavité kystique ; dans du pus obtenu par ponction abdominale, il n'y avait pas de bacilles rappelant le bacille de Koch ; ils n'ont donc pas existé de tous temps dans le kyste. Ils ont trouvé, dans le liquide de la tumeur, contenant beaucoup de graisses acides et de produits de destruction, un milieu favorable à leur développement et même à l'augmentation de leur pouvoir de résistance aux acides. Quoi qu'il en soit, le pouvoir pathogène de ces bacilles n'est pas démontré. Nous attirerons enfin l'attention sur le sphacèle qui est apparu chez les cobayes au point d'inoculation, fait qui peut rapprocher les bacilles de Dietrich, de ceux de Rabinowistch, Fraenkel, etc.

III. Bacille de Laser-Czaplewski.

Nous devons à Laser (105) et à Czaplewski (50) la connaissance d'un bacille ne se décolorant pas par les acides, rencontré par eux dans le smegma préputial et qui semble devoir être distingué du bacille du smegma, anciennement découvert par Alvarez et Tavel (2).

Les publications de Laser et de Czaplewski ont paru en 1897. Neufeld et Fraenkel (66) se sont occupés de ces mêmes bacilles en 1900 et 1901. Macé (115) mentionne ces études dans son *Traité de bactériologie*, et A. Moeller dit quelques mots des bacilles de Laser-Czaplewski dans son rapport au Congrès de Londres en 1901 (131).

Laser et Czaplewski ont isolé en même temps la même bactérie, l'un des *sécrétions d'affections syphilitiques*, l'autre *d'un pus gonorréique*.

Voici les caractères de ce microorganisme, d'après Czaplewski (5o) :

C'est un bacille, résistant très bien aux décolorants acides, présentant en culture des formes variables (épingles, clous, bacilles courts). Il pousse vite et bien sur les milieux nutritifs ordinaires, même à la température de la chambre. Il est immobile et non pathogène pour le cobaye ou la souris.

D'après Czaplewski, Laser, Fraenkel, A. Moeller, ce bacille serait distinct du bacille de smegma ; il constituerait une variété spéciale se rapprochant, par les propriétés de coloration, du bacille du smegma, et, par la forme, du bacille diphtérique.

CHAPITRE VI

BACILLE DE MIRONESCU[1]

RENCONTRÉ DANS LES FÈCES D'UN MALADE SUSPECT DE DOTHIÉNENTÉRIE

Th. Mironescu (123), après avoir rappelé les observations de Ferràn (57) et de Strassbruger (168) qui
ont trouvé dans les fèces humains des bacilles résistant
aux acides sans avoir pu les cultiver, donne une observation personnelle très intéressante.

OBSERVATION DE MIRONESCU

« Malade suspect de dothiénentérie; on fait des frottis de
ses fèces et on colore les préparations selon la méthode de Ziehl-
Neelsen; dans ces préparations se trouvent des bacilles non décolorés, peu nombreux, isolés ou formant de petits amas, un peu
plus longs ou un peu plus courts que le bacille de Koch, parfois
granuleux. Sur des plaques d'*Agar glycérinée*, ensemencées
avec une émulsion étendue de fèces, on voit apparaître, au bout
de quatre jours, des colonies blanches, sèches, ridées, qu'on
reconnaît au microscope être constituées par des bacilles résistants aux acides. Ces bacilles poussent mieux à la température
de l'étuve qu'à la température de la chambre. Les jeunes cultures ont un aspect humide, brillant; au bout de quelques
jours, la culture se sèche, se ride; dans la deuxième semaine,

---

[1] Marpmann a exposé au Congrès de Londres (53) un bacille
résistant aux acides trouvé dans l'urine; nous n'avons trouvé
aucune publication sur ce microorganisme.

elle prend une coloration rouge, surtout sur agar simple ou saccharosée. Le petit lait tournesolé devient bleu au bout de vingt-quatre heures ; à la surface, il se forme comme sur le bouillon une mince pellicule ridée. En piqûre dans l'agar saccharosée, il ne se fait pas de végétation dans la profondeur [1].

Dans les cultures, les bacilles se montrent assez peu résistants à la décoloration par les acides ; une solution d'acide nitrique à 33 pour 100 en décolore quelques-uns au bout de cinq minutes. La résistance à la décoloration est diminuée par l'élevage en milieux artificiels ; elle est augmentée par le passage par les animaux.

Si on inocule des cultures pures de notre bacille dans la cavité péritonéale de cobayes ou de souris blanches et qu'on tue ces animaux au bout de trois ou quatre semaines, on observe un abcès à l'endroit de l'injection, et quelques fausses membranes sur le foie et la rate. Inoculées avec du beurre stérilisé nos bactéries produisent des adhérences entre le péritoine, le foie, la rate, la vessie ; les ganglions mésentériques sont tuméfiés et en partie purulents. On obtient des cultures pures du bacille en partant de ces divers organes lésés. Mironescu ne reconnaît à son bacille aucun pouvoir pathogène pour l'homme.

Mironescu (123) pense qu'il a rencontré des bactéries peu décolorables par les acides venant du beurre ou du lait et ayant traversé l'appareil intestinal.

[1] L'échantillon de culture que nous a envoyé M. Mironescu, n'a poussé sur aucun de nos milieux sauf en bouillon ordinaire où il a formé un léger voile irisé.

CHAPITRE VII

BACILLES DE LÉVY ET CZAPLEWSKI ISOLÉS DANS DES CAS DE LÈPRE PROBABLEMENT DISTINCTS DU BACILLE DE HANSEN

Depuis plusieurs années, certains expérimentateurs cherchant à cultiver le bacille de la lèpre ont isolé des lésions lépreuses et obtenu en culture pure un microorganisme résistant aux acides dont la nature n'est pas encore déterminée nettement et qu'on hésite à regarder comme le véritable bacille de Hansen[1].

En 1888, Bordoni-Uffreduzzi (30) isole de la moelle osseuse d'un lépreux un bacille qu'il obtient en culture pure. L'année d'après, Gianturco rencontre sur un tubercule lépreux non ulcéré le même bacille que Bordoni. Boinet (27), en 1890, prétend avoir obtenu des cultures du bacille de Hansen. Campana (41), en 1891, réussit à isoler de lésions lépreuses un bacille se développant anaérobiquement, se décolorant par la méthode de Koch-Ehrlich. Ce même bacille est observé

---

[1] Nous ne discuterons pas dans tous les détails qu'elle comporte cette question de la culture du bacille de la lépre. Nous donnerons simplement les caractères d'un bacille résistant aux acides dont la place est encore mal fixée.

de nouveau par Ducrey (54) qui put le colorer par la méthode de Gabbet. Quelques recherches sont faites par Scagliosi (159) dans un cas de lèpre. Lévy (110) publie en 1897 un travail important sur « une bactérie de la classe du bacille tuberculeux rencontrée dans un cas de lèpre. »

C'est en 1898 que paraît un intéressant mémoire de Czaplewski (51), où cet auteur décrit « un bacille retiré des lésions d'un cas de lèpre ». Il s'élève alors une controverse entre Lévy et Czaplewski. La même année, Spronck (166) revient sur la question ; Babes (13) et Barannikow (16), en 1899, découvrent encore des bacilles résistants aux acides dans des cas de lèpre. Teich (171) obtient des cultures pures qu'il assimmile à celles de Spronck. Carrasquilla veut avoir obtenu sûrement des cultures du bacille de la lèpre. Macé (115), Lehmann et Neumann (106) donnent leur opinion sur cette question discutée.

A l'heure actuelle, il paraît à peu prés définitivement établi que Campana, Ducrey, Kanthack et Barclay ont isolé des lésions lépreuses un microorganisme spécial, non résistant aux acides et anaérobie, qui ne nous intéresse pas.

Bordoni, Gianturco, Boinet, Babes, Carrasquilla, Barannikow, Teich, Spronck, Lévy, Czaplewski, ont isolé des bacilles dont les propriétés sont à peu près identiques ; nous avons comparé les descriptions faites de leur bacille par chacun de ces auteurs ; elles ne diffèrent pas suffisamment pour qu'une place soit réservée à chacun des microorganismes découverts. Nous admettrons à la suite de Teich, de Barannikow, de Spronck, que les auteurs ont eu sous les yeux le même bacille[1].

Czaplewski est l'auteur qui a le mieux décrit le bacille résistant aux acides dont nous parlons; nous lui empruntons en partie sa description :

Czaplewski a isolé son bacille de parcelles de tissus prélevées sur des nodosités pharyngées.

C'est un bacille rectiligne, parfois courbe, quelquefois granuleux, à extrémités amincies ou un peu tuméfiées, ou encore formant des crosses et des massues rappelant l'actinomyces ; on trouve aussi des filaments plus ou moins longs. Dans les vieilles cultures sur gélatine, il y a de longs filaments ramifiés.

Il se colore bien par la fuchsine et le violet de gentiane, reste coloré après le Gram. Dans les jeunes cultures, il possède une force assez considérable de résistance aux acides ou à l'alcool, Cette force de résistance n'est pas aussi grande que celle du bacille de Koch ; elle diminue à mesure que les cultures vieillissent. Il se colore, comme le bacille de la diphtérie, par la méthode de Neisser.

Les cultures sont constituées d'une façon générale par des colonies grises, sèches, écailleuses, se développant même à la température de la chambre.

Il ne liquéfie pas la gélatine. Il paraît vivre à l'abri

---

[1] Toutefois une réserve doit être faite pour le bacille de Lévy et celui de Czaplewski ; il est probable que leur deux bacilles sont identiques, mais Czaplewski tout en reconnaissant l'identité de son microorganisme avec ceux de Bordoni, Babes, Spronck, etc., le croit distinct de celui de Lévy.

comme au milieu de l'oxygène. Son pouvoir pathogène est nul.

Lehmann et Neumann, Macé, dans leurs traités, semblent croire que le bacille de la lèpre a sûrement été obtenu en culture pure.

Boinet, Bordoni, Carrasquilla, Teich, Barannikow, Spronck prétendent en effet y avoir réussi. Mais Lévy et Czaplewski disent, en identifiant leur bacille aux bacilles découverts avant eux, qu'ils ont isolé « une espèce bactérienne spéciale qui serait intermédiaire entre le groupe des sclerothrix et le bacille de la diphterie. » C'est également l'avis de A. Moeller (131) (Congrès de Londres). En tout cas, il est douteux qu'il s'agisse dans toutes ces cultures du véritable bacille de la lèpre[1].

[1] Nous rappelons que Karlinski a trouvé, comme les auteurs que nous citons dans ce chapitre, des bacilles résistant aux acides, chez des lépreux, et il les a cultivés (3e partie, chapitre I).

CHAPITRE VIII

BACILLES RÉSISTANT AUX ACIDES RENCON-TRÉS DANS DES AFFECTIONS BRONCHOPUL-MONAIRES AUTRES QUE LA GANGRÈNE DU POUMON.

I. Observation de Zahn (179) (résumée).

Jeune fille de dix-huit ans ; rien de particulier dans les anté-cédents héréditaires ou collatéraux ; assez bonne santé habituelle. A l'apparence d'un chlorotique ; mauvais état général ; à l'aus-cultation du cœur, signes d'insuffisance mitrale ; la malade tousse un peu ; quelques râles aux sommets des poumons. On fait l'examen bactériologique des crachats, où l'on trouve des bacilles dont les dimensions, la forme, la réaction colorante sont celles du bacille de la tuberculose.

Diagnostic porté pendant la vie : Insuffisance mitrale et tuber-culose pulmonaire.

Bientôt l'état général s'aggrave et la malade succombe.

L'examen nécropsique révèle, à part la lésion cardiaque, de l'atélectasie pulmonaire, un peu de congestion de la base des poumons, quelques adhérences au niveau de la plèvre droite, mais aucune lésion tuberculeuse.

Zahn ne dit pas s'il a retrouvé dans un point quel-conque de l'organisme de sa malade les bacilles résis-tants aux acides qu'il avait décelés dans son expec-toration ; il ne paraît pas avoir fait plusieurs examens de ces crachats. Les microorganismes trouvés par Zahn doivent vraisemblablement être identifiés à ceux rencontrés par Laabs, Karlinski, Moeller, chez des individus sains.

II. Observation de A. Moeller (129).

« L'hiver dernier, dit A. Moeller (129), souffrant d'une violente bronchite aiguë, j'expectorai pendant quatre jours au milieu de mes crachats, des grumeaux longs, d'un blanc grisâtre, qui contenaient, outre d'autres bactéries, de nombreux bacilles résistants à la décoloration par les acides et par l'alcool. Ils poussaient sur agar glycérinée au bout de trois ou quatre jours et formaient une colonie nettement visible, puis la végétation cessait ; je ne réussis pas à obtenir ces bacilles résistant aux acides en culture pure. Avec ma bronchite, ces bactéries disparurent de mon expectoration.

III. Observation de Flexner (Résumée.)

« PSEUDO-TUBERCULOSE HUMAINE »

Flexner (59) a eu l'occasion d'observer chez un homme une affection à tubercules ayant atteint les poumons et le péritoine, où il rencontra des microorganismes en forme de streptothrix, résistants à la décoloration par les acides et par l'alcool, qu'il n'obtint pas en culture pure.

Obs. de Flexer. — Homme de la race nègre, 70 ans. Induration très prononcée et étendue des deux poumons. Tous les autres symptômes de la tuberculose pulmonaire ; on ne put pas avoir de crachats.

A l'autopsie : corps un peu émacié. Poumons volumineux, adhérents, en avant, l'un à l'autre ; pas d'adhérences à la paroi. Poumon gauche : points indurés, grisâtres, séparant des portions de tissu nécrosé et des cavités qui contiennent des produits de désintégration. Pas d'encapsulement des lésions, œdème aux endroits non indurés ou non caséeux. Emphysème à l'angle antérieur du lobe supérieur. Un peu d'exsudat dans la cavité pleurale. Poumon droit : induration en foyers de 20 centimètres carrés parfois. Liquide rosé, fibrineux, peu abondant dans la cavité pleurale. Intestin normal. Epiploon revenu sur lui-même, formant une corde parallèle au côlon transverse. Dans la cavité péritonéale, 15 centimètres cubes de liquide brunâtre, mucilagineux ; réseau de fibrine entre les anses intestinales ; nodules plus ou moins volumineux, translucides, ressemblant à des tubercules, répandus irrégulièrement sur les surfaces péritonéales et dans l'épiploon A la section du foie et de la rate, nodules semblables.

Ces nodules, examinés au microscope, présentaient en leur milieu, une masse caséeuse contenant des cellules et des noyaux à formes variées, autour d'un foyer de cellules endothéliales. On ne vit pas de cellules géantes. Endartérite fréquemment observée, surtout dans le poumon. On vit quelques rares cellules géantes dans les nodules péritonéaux.

A l'examen bactériologique on examina des coupes du poumon ; des tubes d'agar glycérinée furent ensemencés avec les lésions qui, d'autre part, étaient inoculées à des cobayes.

Dans les coupes du poumon, colorées d'après la méthode de Gabbet il restait teints en rouge après l'action de l'acide de nombreux éléments ramifiés dont les extrémités représentaient des massues ou des crosses ; on ne trouva aucun élément bacillaire.

Ces éléments ramifiés perdaient assez facilement le pouvoir de résister à la décoloration par les acides ; ils étaient bien colorés après le Gram, bien colorés également par le Weigert. Ces bactéries furent trouvées aussi dans les autres lésions ; toujours on les rencontra situées entre les cellules et en intime relation avec le processus pathologique.

Sur les milieux nutritifs ensemencés avec du liquide de la cavité pleurale gauche et des nodules pulmonaires ou péritonéaux, le streptothrix ne put pas être retrouvé, les cultures contenaient au bout de vingt-quatre heures de nombreux bacilles appartenant au groupe du *Bacillus coli communis*.

Les cobayes inoculés ne présentèrent aucune réaction notable. Ils subirent toutefois un grand amaigrissement. Ils moururent sept semaines après l'inoculation; à ce moment, ils n'offraient aucune lésion tuberculeuse, aucune hypertrophie ganglionnaire.

Le résultat infructueux des tentatives de culture ou d'inoculation aux animaux et l'absence absolue d'éléments bacillaires semblent à Flexner (59) des caractères suffisants pour lui permettre de croire qu'il ne s'est pas trouvé en présence d'une forme ramifiée du bacille de la tuberculose.

Il est vraisemblable que Flexner a observé une affection humaine particulière, tuberculeuse, due à un streptothrix, c'est-à-dire à une « bactérie filamenteuse, à éléments droits ou sinueux, dépourvus de gaine, produisant latéralement des ramifications disposées d'une façon irrégulière; dans certaines conditions les filaments se segmentant en très courts bâtonnets ou en articles sphériques ou ovoïdes ». Ce streptothrix présentait la propriété de résister aux décolorants acides, après qu'il a été traité par la fuchsine phéniquée.

Nous enregistrons cette curieuse observation sans tenter d'explication.

CHAPITRE IX

BACILLES RÉSISTANT AUX ACIDES RENCONTRÉS DANS LA GANGRÈNE PULMONAIRE

I. CAS DE PAPPENHEIM

Pappenheim (146) fut conduit, par la découverte de bacilles résistant à la décoloration par les acides dans les crachats d'un malade, à faire une erreur de diagnostic. Ce dernier était en suspens quand, le dernier jour de la vie du patient, l'examen des crachats par la méthode de Gabbet, décela une quantité considérable de bacilles restant colorés en rouge, de telle sorte que le diagnostic de tuberculose pulmonaire fut tardivement porté. A l'autopsie on ne trouva aucune trace de tuberculose, mais un petit abcès gangréneux dans l'un des poumons ; le liquide épais et purulent de cet abcès contenait les mêmes bacilles que ceux rencontrés dans l'expectoration. Il fut trouvé aussi des bacilles résistant aux acides dans le mucus des grosses bronches, de la trachée, du larynx. Les essais de culture furent infructueux.

Pappenheim croit que les bacilles qu'il a découverts sont des « bacilles du smegma ou une variété très proche parente de ces bacilles ».

II. CAS DE FRAENKEL

1° Bacilles résistant aux acides dans un cas de *« pneumonie chronique avec tissus sphacélés »*.

« Il m'a été donné, dit Fraenkel (65), d'observer chez un malade de quarante ans une sténose bronchique provoquée par un anévrisme de l'aorte thoracique, avec pneumonie chronique secondaire ; dans les crachats on trouva, par la méthode de Gabbet, des bacilles ressemblant au bacille de Koch. L'examen microscopique ultérieurement pratiqué des poumons de notre malade ne permit pas de trouver une trace quelconque de tuberculose. »

2° Fraenkel rapporte brièvement des cas nets de *gangrène pulmonaire* où il rencontra des bacilles résistant aux acides.

Obs. — « J'ai observé, dit-il (65), des cas de gangrène pulmonaire avec des pseudo-bacilles tuberculeux dans les crachats. Tout d'abord, je tombai dans la même erreur que Pappenheim pour ses malades, mais le résultat des autopsies me détrompa ; il était impossible dans ces cas de relever la moindre trace de tuberculose ; je fus ainsi conduit à considérer les microbes en question comme des saprophytes inoffensifs appartenant au groupe des bacilles du smegma ; leur présence dans l'expectoration de nos malades tenait vraisemblablement à ce que les crachats étaient riches en acides gras, surtout en myéline ; cela rappelle les expériences de Bienstock (26) et de Gottstein (73). »

III. BACILLE DE LA GANGRÈNE PULMONAIRE,
DE L. RABINOWITSCH.

I. Isolement — Habitat.

Mme Rabinowitsch (149) a réussi à isoler des crachats et du pus du foyer pulmonaire d'un homme atteint de « Gangrène du poumon » un bacille résistant aux acides, qu'elle a obtenu en culture pure sans aucune difficulté.

Obs. — Homme, n° 304, entré le 24 septembre 1898, à l'Institut des maladies infectieuses de Berlin avec le diagnostic de bronchite chronique. Pas de bacilles tuberculeux dans les crachats ; toutefois le dernier jour de la maladie, les crachats examinés de nouveau, contenaient des bacilles réfractaires à la décoloration par les acides. Au même moment où on décelait ces bactéries dans ses crachats, le malade mourait, au bout de onze jours de séjour à l'hôpital. L'expectoration ayant eu pendant tout le cours de la maladie une odeur extrêmement désagréable, le diagnostic porté avait été celui de « gangrène pulmonaire » [1].

A l'autopsie on trouve dans le lobe supérieur du poumon gauche une cavité du volume d'un petit poing, contenant des masses sanieuses, fétides. Dans le reste des poumons aucune trace de tuberculose. Bacilles résistant à la décoloration par les acides dans le pus de l'abcès pulmonaire gangréneux.

II. Morphologie.

1° CARACTÈRES MORPHOLOGIQUES MICROSCOPIQUES

« Dansles crachats, dans le pus gangréneux ou dans

[1] Mme Rabinowitsch ne donne pas d'autres renseignements cliniques sur ce malade. Elle dit d'ailleurs dans son article avoir fait seulement l'étude bactériologique du cas qu'elle rapporte.

les cultures jeunes, les bacilles sont tantôt plus longs, tantôt plus courts que le bacille tuberculeux, présentant souvent un renflement en massue à l'une de leurs extrémités. Disposés souvent en croix ou en petits amas, ils forment quelquefois de courts filaments. Dans les vieilles cultures, les bacilles sont plus gros et forment de longs filaments. » (Rabinowitsch 159.)

2° PROPRIÉTÉS DE COLORATION

« Traitées suivant la méthode de Ziehl-Neelsen, ces bactéries résistent à la décoloration et restent colorées en rouge comme le bacille tuberculeux. On observe parfois dans leur intérieur des grains plus fortement colorés que le reste de l'élément. Si on emploie les procédés préconisés par Bunge et Trautenroth, par Honsell, par Pappenheim, pour distinguer le bacille du smegma du bacille de la tuberculose, ces bacilles résistent à la décoloration par les acides. » (*id.*)

Dans nos préparationsnous avons vu des éléments un peu plus gros que le bacille de Koch se présentant sous l'aspect d'un bacille uniforme ou un peu granuleux ; nous avons observé des formes en massue. Quelques bacilles étainet seulement colorés en rose pàle ; les autres étaient rouges après une décoloration d'une demi-minute par une solution alcoolique d'acide lactique à trois pour cent.

3° CARACTÈRES DES CULTURES

Mme Rabinowitsch ne dit pas de quelle façon elle obtint des cultures pures des bacilles rencontrés dans la gangrène pulmonaire ; très probablement, elle y réussit grâce à l'ensemencement direct du pus gangréneux et à des réensemencements.

Agar glycérinée : au bout de vingt-quatre à quarante-huit heures apparaissent des colonies de la grosseur d'une tête d'épingle, grisâtres, brillantes, qui forment bientôt un dépôt blanchâtre, crémeux ; le brillant est remplacé au bout de quelque temps par un aspect sec ; la culture devient jaune orange, surtout si elle croît à la température ordinaire.

Gélatine : colonies moins abondantes, restant plus volontiers isolées les unes des autres ; en définitive même culture jaune orange, un peu plus brillantes que sur agar glycérinée.

Pomme de terre : culture abondante, grise, humide.

Bouillon simple : voile plissé, liquide clair, odeur très désagréable.

CARACTÈRES DE NOS CULTURES :

Agar simple. — Culture déjà bien développée au bout de vingt-quatre heures ; au bout de dix-huit jours, culture grisâtre, un peu crémeuse : plus âgée, elle devient sèche, craquelée, à écailles grasses ou sèches, suivant les endroits ; elle ressemble beaucoup à notre culture du bacille du beurre de Rabinowitsch, sur le même milieu.

Agar glycérinée. — Culture visible trois jours après l'ensemencement ; âgée de vingt-huit jours, elle est grasse, plissée, mamelonnée, jaune d'œuf pâle.

Pomme de terre glycérinée. — Apparaît le troisième jour ; au bout de dix-huit jours : culture mamelonnée,

blanche, crémeuse ; liquide louche, voile, grumeaux. A
le même aspect que la culture-sœur du bacille du
beurre de Rabinowitsch. Après un mois de développement : culture grenue, crémeuse, jaunâtre ; voile plissé
sur le liquide, comme dans la tuberculose, grumeaux
dans ce liquide.

Carotte glycérinée. — Culture visible au bout de
vingt-quatre heures. A dix-huit jours, culture blanc
grisâtre, plissée, mamelonnée, s'étendant sur les parties non ensemencées de la carotte, sous forme d'un
enduit gras, uniforme, comme pour le bacille de Koch.
Liquide clair, non plissé, pas de dépôt. Agée d'un
mois, la culture se présente sous la forme de plaques
rougeâtres, crémeuses, mamelonnées ; liquide clair,
quelques grumeaux.

Sérum. — Culture maigre, blanc sale.

Gélatine. — Assez abondante, surélevée, à surface
sèche, un peu plissée, la culture rappelle celle du bacille du beurre de Rabinowitsch.

Lait. — Rosé, non coagulé. Pellicule crémeuse,
jaune orange.

Bouillon ordinaire. — Culture pas très abondante ;
à la surface, léger voile blanchâtre, à apparence porce-
lanique.

Bouillon glycériné. — Culture plus abondante ; voile
un peu plus épais, blanchâtre.

III. Propriétés biologiques.

Ce bacille végète sur la plupart des milieux usuels,
à la température de la chambre ; il est immobile ; il ne
liquéfie pas la gélatine et ne coagule pas le lait.

IV. Pouvoir pathogène.

D'après Rabinowitsch, le pouvoir pathogène de son bacille est nul pour les cobayes, quand on inocule à ces animaux, sous la peau ou dans la cavité péritonéale, des crachats, du pus gangréneux contenant ce bacille, ou des cultures pures.

« Mais il tue les souris blanches en quelques jours; on trouvait dans leur sang et dans leurs viscères les bacilles inoculés. »

Inoculé en même temps que du beurre stérilisé à des cobayes, il provoque chez ceux-ci des lésions très analogues à celles causées par le bacille du beurre de Rabinowitsch, inoculé dans les mêmes conditions.

V. Considérations générales.

Tous ces caractères de morphologie microscopique et surtout de culture et de pouvoir pathogène distinguent le bacille de la gangrène de Rabinowitsch du bacille de Koch et « le rapprochent, dit L. Rabinowitsch (149), des bacilles du beurre de Petri-Rabinowitsch, Hormann et Morgenroth, Korn, Herbert, Coggi, et des bacilles du fumier et des graminées de Moeller »; le bacille trouvé dans la gangrène pulmonaire par Rabinowitsch, constituerait une variété d'une seule espèce comprenant tous ces microorganismes ».

IV. CAS DE FOLLI

Sur six cas de gangrène pulmonaire qu'il examina bactériologiquement, Folli (64) trouva, dans trois d'entre eux, des bacilles « résistants aux acides, qui pouvaient, grâce à cela, être confondus avec le bacille de la tuberculose ».

Obs. I. — « Jeune fille de dix-neuf ans ; tuberculose dans ses antécédents héréditaires ; personnellement, plusieurs fois elle avait souffert de bronchites chroniques ; elle est reçue à l'hôpital de Parme pour bronchite aiguë.

L'affection actuelle avait débuté par des frissons répétés. A l'auscultation : à gauche, souffle caverneux avec râles sonores. Expectoration fétide, couleur jus de pruneaux. Examen microscopique selon la méthode Gabbet : on décèle des bacilles colorés en rouge, en tout ressemblant au bacille de Koch. On porte à cause de cela le diagnostic de tuberculose pulmonaire.

A l'autopsie : au lobe supérieur du poumon gauche, caverne de gangrène pulmonaire ; aucune trace de tuberculose. »

Obs. II. — « Emilie, sept ans, écolière à Parme.

Anamnèse. — Parents vivants bien portants. Rien à signaler chez les collatéraux. Personnellement, affection oculaire dans les premiers mois de la vie. A deux ans et demi, bronchite aiguë ; à quatre ans, bronchopneumonie suivie de manifestations ganglionnaires cervicales. A six ans rougeole et otite purulente double. Elle est sujette à la diarrhée.

Affection actuelle : début par céphalée, fièvre assez forte, vomissements, diarrhée avec matières muqueuses et très fétides, toux plutôt sèche.

Examen. — Tégument externe indemne. Pannicule adipeux peu épais. Squelette normal. Aux yeux, conjonctivite chronique bilatérale, avec abcès de la cornée à gauche. Dents cariées, gencives fongueuses. Langue humide, non saburrale, pharynx humide. Au cou, à gauche, cicatrices de ganglions ayant suppuré.

Aux poumons : son pulmonaire normal ; respiration rude, râles sous-crépitants assez nombreux aux bases.

Toux plutôt sèche, déchirante.

Au cœur : bruits clairs ; 120 systoles à la minute. P. = 120.

Abdomen : mou, indolent, souple.

Urines : densité 1014, légèrement acide, ne renfermant ni sucre, ni albumine.

Réaction de Widal négative.

T. = 38°3

Evolution. — Il apparaît un processus gangréneux au niveau de la première molaire supérieure gauche. L'haleine devient très fétide. La fièvre atteint 41°2. L'état général devient excessivement grave ; les signes pulmonaires restent les mêmes. Pouls très fréquent, petit ; collapsus ; mort après dix jours de séjour à l'hôpital.

— Autopsie faite vingt-quatre heures après la mort :

Au niveau des molaires supérieures gauches, gangrène de la gencive. Rebord alvéolaire découvert et en partie nécrosé. Sur la muqueuse du larynx et de la trachée, mucus jus-de-pruneaux.

Sur la plèvre viscérale : plaquettes de couleur vert sale. En rapport avec ces plaques, sous la plèvre, exsudat fibrineux.

A la coupe des poumons, nombreux foyers de gangrène du volume d'une noisette à un œuf de pigeon. Quelques-uns de ceux-ci sont au début de leur évolution et présentent l'aspect d'un infarctus dont le centre va en se ramollissant ; ils ont une coloration gris rougeâtre. D'autres, plus vieux, ne contiennent plus que des lambeaux de tissu pulmonaire et un liquide très fétide. Autour de ces foyers : tissu pulmonaire hépatisé.

Rate : doublée de volume, congestionnée, un peu molle. Tous les autres organes sont normaux.

Cause de la mort : stomatite gangréneuse avec gangrène pulmonaire bilatérale par métastase.

Préparations microscopiques du contenu de foyers de gangrène pulmonaire : Nous colorons d'abord nos préparations par le

bleu de Löffler (fuchsine phéniquée étendue de violet de gentiane); on voit surtout des microorganismes à forme bacillaire,
courts, rectilignes; quelques filaments. Les bacilles sont souvent
agglomérés. Par le Gram quelques éléments restent uniformément colorés; la plupart restent colorés seulement à leurs deux
extrémités.

Par la méthode de Ziehl-Neelsen et par celle de Gabbet,
un certain nombre de bacilles restent colorés en rouge et
peuvent en imposer pour le bacille de Koch; jamais de formes
granuleuses; la teinte est plus claire que lorsqu'il s'agit des
bacilles de Koch; les bacilles sont de la même couleur que le
sang artériel; rarement isolés, ils ont des extrémités un peu
effilées et sont groupés en faisceaux ou disposés en longues files.
Les bacilles sont décolorés par l'acide tartrique à 1/20 ou 1/40
agissant sur eux pendant cinq minutes. De même, ils sont facilement décolorés par la méthode de Gabbet, si on les a préalablement laissés pendant dix minutes dans une solution alcoolique
de soude. Dans les mêmes conditions le bacille de Koch ne se
décolore pas.

Dans les essais de culture on ne put obtenir que des staphylocoques, mais jamais aucun élément résistant à la décoloration
par les acides.

Dans les tissus on trouva des cellules embryonnaires, des
vaisseaux thrombosés, des cocci colorables par la méthode de
Gram, des bacilles que cette dernière décolorait, mais qu'on
pouvait colorer par le procédé de Weigert et qui ne restaient
pas rouges avec les procédés de Ziehl ou de Gabbert ».

Obs. III. — Luigia M..., soixante-six ans.

Au poumon droit hépatisation de presque toute la moitié supérieure du lobe inférieur avec un noyau de gangrène purulent,
gros comme un œuf de poule; odeur infecte.

Dans ce foyer, bacilles ne restant pas colorés après le Gram.

Par la méthode de Gabbet ils se colorent en rouge vineux;
ils sont rectilignes, assez gros, un peu plus courts que
le bacille de la tuberculose; souvent ils contiennent un petit

espace clair un peu allongé, en forme de nacelle ; ils sont le plus souvent en chaînettes ou réunis entre eux par 4 ou 5.

Ils n'ont pas pu être obtenus en culture pure.

Folli dit avoir seulement voulu, en publiant ces cas, appeler l'attention des médecins sur une possibilité de cause d'erreur dans le diagnostic de la tuberculose pulmonaire.

« Toutefois, dit-il, il suffira, dans la pratique, au moins pour le bacille que j'ai rencontré, d'employer comme décolorant l'acide tartrique agissant pendant quatre minutes. Naturellement, pour être rigoureux, il vaudra encore mieux recourir à la recherche éxpérimentale sur les animaux [1]. »

---

[1] Dans son article (64), Folli donne aussi l'observation résumée d'un malade atteint « d'érysipèle gangréneux », dans les lésions duquel il trouva des bacilles résistants à la décoloration par les acides.

QUATRIÈME PARTIE

CONSIDÉRATIONS GÉNÉRALES
SUR LES MICROORGANISMES RÉSISTANT AUX ACIDES

CHAPITRE PREMIER

RÉSUMÉ DES CARACTÈRES
DE CHAQUE BACTÉRIE

Nous ne nous arrêterons pas à examiner les bactéries qui n'ont pas été cultivées ou sont très mal connues, comme les bacilles rencontrés par Ginsberg dans des cas d'affection oculaire, le bacille de la verruga péruvienne, les bacilles isolés des lésions lépreuses et cultivés, ceux rencontrés dans des sécrétions uro-génitales pathologiques. Toutes ces bactéries, curieuses par leur habitat, ont été trop peu étudiées pour être comparées entre elles ; nous avons dit quelques mots sur leur nature probable quand nous avons exposé leurs caractères.

Nous résumons dans les tableaux suivants les caractères des principaux microorganismes résistants aux acides, récemment découverts, que nous avons étudiés,

NOM	DÉCOUVERTE ISOL. HABITAT	CARACT. MORPH. MISCR	CARACT. DE COLOR.	CARACT. DES CULT. SUR AGAR GLYC.	PROP. BIOL.	PROP. PATHOG.
BACILLE DE PETRI-RABINOWITSCH.	Beurre et lait de Berlin.	Bacilles granuleux, quelquefois filaments non ramifiés.	Résiste bien à la décoloration par les acides.	Culture maigre, humide, jaunâtre.	Immobile, forme peu ou pas d'indol, ne liquéfie pas la gélat., ne coag. pas le lait, végète à la température ordinaire.	Inoculations des cultures pures dans la cavité péritonéale : péritonite à fausses membranes et à exsudats noduleux, surtout si on injecte en même temps du beurre.
BACILLE DE COGGI	Beurre de Milan.	Bacille petit, fin, parfois courbe.	Résiste bien à la décoloration par les acides ou par l'alcool.	id.	id.	Par inoculation intra-péritonéale chez le cobaye, la culture pure forme des nodules péritonéaux grisâtres tendant à la guérison. Non pathogène pour le lapin et le pigeon.
BACILLE N° I DE O. KORN.	Beurre de Fribourg-e.-B.	Forme analogue à celle du B. coli, parfois courbe. Massues, filaments ramifiés.	Résiste assez bien à la décoloration par les acides et par l'alcool.	Culture plissée, crémeuse, cou-leur croûte de pain dorée.	id. végète un peu dans l'hydrogène.	Par injection péritonéale, la culture pure produit un abcès local ; mêlée à du beurre stérilisé, elle donne naissance à des granulations viscérales, abdominales ou thoraciques, sans cellules géantes.
		résistant à la Gomme sur agar			id.	Pathogène seulement pour

Tobler.		massues, rares filaments ramifiés.				inoculé en culture pure chez le cobaye et chez la souris.
Bacille n° II de Tobler.	id.	Surtout longs filaments, souvent ramifiés.	Peu résistant, surtout dans les coupes.	Culture exubérante, blanche, vernissée.	id.	Peut produire quand il est inoculé avec du beurre dans le péritoine une in-infection généralisée.
Bacille n° III de Tobler.	id.	Bacille court.	Résiste très peu aux acides.	Vernissée crémeuse, jaune d'œuf.	id.	Produit, inoculé dans le péritoine, des lésions exsudatives et nodulaires, plus accentuées par l'inoculation simultanée du beurre.
Grasbacillus de Moeller, n° II.	Dans la poussière de plantes servant de fourrage.	Bacille parfois assez long, filaments ramifiés ou non, à angles droits, massues.	Nettement acido-résistant.	Crémeuse, jaunâtre, mate, plissée, très surélevée.	id. Au B. de la gangrène de Rabino-witsch.	Mêmes lésions que le bacille du beurre de Petri-Rabinowitsch. Produit des tubercules vrais chez les animaux à sang froid (Freymuth).
Mistbacillus de Moeller.	Excrém. de vaches, chevaux, porcs, mulets.	Bacille assez long, infléchi, segmenté parfois : massues ; jamais ramifié ; filaments.	Résiste parfaitement à la décoloration par les acides et par l'alcool, surtout en cultures jeunes	Comme sur agar simple, mais plus colorée et plus exubérante.	Végète mieux sur milieux artificiels récemment préparés. Autres caractères: id.	Culture pure inoculée dans la cavité péritonéale de cobayes produit des fausses membranes (Mayer). Même pouvoir pathogène que le Grasbacillus n° II (Moeller).
Bacille de la tuberculose bovine de Moeller.	Nodules tuberculeux de bœufs et de porcs.	Bacille aussi long, mais un peu plus gros que le bacille de Koch.	Résiste assez bien à la décoloration par les acides et par l'alcool.	Culture plissée crémeuse, jaune d'œuf par endroits, rougeâtre.	Végète bien.	Sous la peau produit un abcès. Inoculé dans le péritoine, produit des lésions nodulaires, très accentuées si on mélange du beurre à la culture injectée.

NOM	DÉCOUVERTE ISOL. HABITAT	CARACT. MORPH. MICR.	CARACT. DE COLOR	CARACT. DES CULT. SUR AGAR GLYC.	PROP. BIOL.	PROP. PATHOG.
BACILLE DE KANLINSKI.	Mucus nasal de syphilitiques et surtout de personnes saines.	Bacilles courts, parfois granuleux, réunis en petits amas, ; bacile long et granuleux sur agar peptonée et glycérinée.	Résiste bien à la décoloration, surtout dans les cultures jeunes ou dans les cultures sur le lait.	Appar. le 4° jour, culture humide, d'abord jaune gris, puis plus foncée, plissée, odeur désagréable.	Formation incertaine d'indol végète à l'abri de l'oxygène.	Non pathogènes pour les lapins ou les souris. Forme chez le cobaye des nodules péritonéaux ne contenant pas de cellules géantes ni de caséification typique.
BACILLE DE LA GANGRÈNE PULMONAIRE DE RABINOWITSCH.	Expectoration et foyer purulent pulmonaire d'un homme atteint de gangrène pulmonaire.	Bac. plus long ou plus court que le bacille de Koch; filaments; massues.	Résiste bien à la décoloration par les acides.	Culture grasse, plissée, mamelonnée, couleur jaune d'œuf.	Ne liquéfie pas la gélatine, ne coagule pas le lait.	En culture pure, non pathogène pour les cobayes. Tue les souris blanches et on trouve des bacilles dans le sang, mais pas de lésions. Culture mêlée à du beurre, comme pour bacille de beurre de Rabinowitsch.
BACILLE N° V DE TOBLER.	id.	Bac. assez trapu.	Peu résistant aux acides.	A peu de chose près semblable dans ses cultures au bacille III, de	id.	id.

Bacille de Binot.	Beurre de Paris.	Présente à peu près les mêmes caractères que le beurre...				
Bac. de Mœller (Milchbacillus).	Lait de Belzig, près Berlin.	Bacille petit, trapu, très rarement ramifications, filaments ou massues.	Résiste bien à la décoloration par les acides.	Exubérante, crémeuse, plissée, jaune clair.	Végète assez bien à la température de la chambre.	Culture pure inoculée sous la peau d'un cobaye y produit un abcès; inoculé dans la cavité péritonéale il donne naissance à des nodules caséeux péritonéaux, beaucoup plus volumineux si on mêle la culture à du beurre.
Timothée bacillus de Mœller.	Sur diverses plantes servant de fourrage.	Plus ou moins élancé, massues, filaments.	Résiste très bien aux décolorants acides et à l'alcool.	Culture grenue, sèche, plissée, jaune d'or ou rougeâtre.	Comme le précédent.	Inoculé en culture pure dans la cavité péritonéale de cobayes ou de lapins, il produit des nodules péritonéaux et parfois des nodules pulmonaires dont la structure ressemble à celle des tubercules ordinaires.
Bacille des fèces humains de Mironescu.	Fèces d'un malade suspect de dothiénentérie.	Bacille un peu plus long ou un peu plus court que le bacille de Koch, parfois granuleux.	Reste rouge par le procédé de Ziehl-Neelsen; en culture, est moins acido-résistant, l'est davantage après passage par les animaux.	Colonies, apparaissant le 5e jour, blanches, sèches, ridées, d'abord humides.	Forme de l'alcali dans le lait, végète mieux à la température de l'étuve qu'à la température de la chambre, ne pousse pas à l'abri de l'air.	Culture pure seule injectée dans le péritoine de cobayes ou de souris: abcès local et quelques fausses membranes; culture mêlée à du beurre stérilisé: adhérences péritonéales.

Dans ces tableaux, nous donnons les caractères les plus constants des bacilles. Pour la plupart de ces caractères, nous avons emprunté leur description aux différents auteurs. La description des cultures répond à l'aspect de nos propres cultures au bout d'un mois, sauf pour les bacilles de Coggi, Markl, Mironescu et Binot qui avaient quinze jours au moment de la description.

Il est dès à présent inutile de conserver des bacilles qui font en quelque sorte double emploi.

Nous n'avons pas décrit le « Tobler IV », à peu près identique au Tobler II. On verra, d'après les tableaux, que beaucoup des microorganismes présentent des caractères fondamentaux communs. Aussi, nous conserverons comme bacilles-types en quelque sorte les seuls bacilles suivants[1] :

1° *Bacille de Petri-Rabinowitsch*, auquel ressemblent beaucoup les bacilles de Coggi, Binot, le Milchbacillus de Moeller, le Korn I, les Tobler II et IV ;

2° *Le bacille II de Korn* ;

3° *Le bacille I de Tobler*, duquel se rapproche le bacille de Markl ;

4° *Le bacille III de Tobler*, duquel se rapproche le bacille V du même auteur.

5° *Le Timotheebacillus*, les caractères du Grasbacillus II et du Mistbacillus de Moeller présentant de grandes analogies avec ceux du bacille de la Timothée ;

---

[1] Nous avons fait ces rapprochements en utilisant les opinions des auteurs et en observant nos préparations, nos cultures et les résultats de nos expériences, mais nous ne les donnons pas comme définitivement acquis.

6º *Le bacille de la tuberculose bovine, de Moeller* qui ne serait pas éloigné du bacille III de Tobler ;

7º *Le bacille du mucus nasal, de Karlinski ;*

8º *Le bacille de la gangrène pulmonaire de Rabinowitsch*, qui est à rapprocher du bacille du beurre de Petri-Rabinowitsch ;

9º *Le bacille des fèces humains, de Mironescu.*

CHAPITRE II

RAPPORTS DE CES DIFFÉRENTS BACILLES RÉSISTANT AUX ACIDES ENTRE EUX

Ces divers microorganismes ne sauraient être, à l'heure actuelle, identifiés les uns aux autres ; ceux que nous venons de distinguer forment des variétés assez nettes ; mais ils ont tous des caractères fondamentaux communs :

Les *habitats* de ces bactéries sont variables, mais ne peut-on pas trouver un lien entre les endroits divers où ont été rencontrés ces bacilles ?

On a trouvé des bacilles résistant aux acides dans le lait, le beurre, les fèces des animaux, les plantes fourragères. On peut se demander si les bacilles rencontrés dans le beurre ou dans les fèces ne sont pas les mêmes que ceux, trouvés sur des plantes à fourrage, qui auraient passé à travers le corps des animaux et devraient à ce passage les caractères spéciaux qui les distinguent.

Toutefois Moeller (125) n'a pas réussi à voir se développer son « Mistbacillus » dans le lait ; et il croit très différents les uns des autres les bacilles du beurre de Petri-Rabinowitsch et ses bacilles de la timothée et du fumier.

Mais la composition très différente, en matières

grasses particulièrement, du beurre et du fumier peut être la cause de cette différence de développement.

Santori (158) semble être de cet avis car il dit « Dans le lait il se trouve toujours des bacilles des fèces, qui se colorent comme les bacilles tuberculeux.»

Herr (85) émet une autre théorie sur la relation qui existe entre les habitats de ces divers bacilles résistants aux acides. Étant donné, dit-il en substance, la présence de ces bacilles sur les graminées, dans les poussières de foin, sur les graines de céréales, dans le lait, « la terre doit être le grand réservoir des bacilles résistants aux acides ; de la terre ces bacilles sont transportés sur les graminées, puis dans les fèces des bovidés dans le lait et retournent à la terre après un cycle plus ou moins complet ».

Enfin Tobler compare ses deux premiers bacilles au Grasbacillus II de Moeller.

Il existe donc une relation assez étroite entre les habitats des bacilles résistants aux acides que nous avons étudiés.

Au point de vue morphologique, les formes sont également très variables ; beaucoup de ces bacilles présentent des éléments ramifiés, la plupart de longs filaments, des formes en massues ; les éléments bacillaires sont tantôt courts et trapus, tantôt élancés. Mais nous savons que, en Bactériologie, on ne doit pas accorder trop d'importance, pour la distinction en espèces, aux caractères morphologiques.

Tous ces microorganismes restent *colorés* après le Gram, ou résistent plus ou moins à la décoloration par les acides.

Quant aux *cultures* elles présentent les caractères communs suivants :

Ces bacilles poussent de préférence à la température de l'étuve mais ils végètent sur tous les milieux à 15 ou 18 degrés. Ils se développent rapidement ; les colonies apparaissent un à deux jours, parfois douze heures, après l'ensemencement.

Ils donnent naissance à des matières colorantes sur la plupart des milieux, et le pouvoir chromogène est, pour tous, surtout accentué dans les cultures sur carotte.

En bouillon ils forment un voile.

Les caractères biologiques sont à peu près les mêmes pour tous : immobilité, non-liquéfaction de la gélatine, non-coagulation du lait, non-formation d'indol ; ils vivent très difficilement à l'abri de l'air.[1]

Ainsi, tous les bacilles que nous avons distingués les uns des autres dans le précédent chapitre ont des caractères fondamentaux communs ; ils constituent une seule et même espèce, dont les individus sont plus ou moins éloignés les uns des autres.

---

[1] Nous ne considérons pas pour le moment les propriétés pathogènes que nous étudions plus loin. Nous verrons d'ailleurs qu'elles offrent aussi des caractères fondamentaux communs.

CHAPITRE III

RAPPORTS
DE CES BACILLES RÉSISTANT AUX ACIDES
AVEC LES AUTRES BACTÉRIES.

Par la forme *microscopique*, quelques-uns rappellent le bacille de la diphtérie ; d'autres, le bacille de la Timothée, par exemple, ou le Mistbacillus, ont présenté dans des lésions expérimentales (Lubarsch), des figures actinomycosiques typiques.

Mais ce sont là des observations isolées, qui n'ont pas une valeur très considérable. Le groupe des bacilles résistants aux acides que nous avons étudiés est surtout à rapprocher du bacille de la tuberculose.

Tout d'abord, ces bacilles présentent souvent la forme bacillaire, mais fréquemment aussi des formes plus compliquées. Le « Grasbacillus II » par exemple, est très souvent ramifié, et présente des formes qui rappellent à Moeller, à Zopf, à Hueppe (27) « des formes du bacille de Koch, qu'il est donné de rencontrer dans les crachats de certains individus tuberculeux ». Freymuth (67), a pu, en le faisant passer par l'organisme des animaux à sang froid, modifier la morphologie du « Grasbacillus II », de telle façon qu'il ne pouvait pas être distingué du bacille de la tuberculose piscaire ; d'autre part, ce dernier bacille, après un séjour de huit jours dans le péritoine d'un crapaud, présentait des formes en cocci tels qu'en offre le « Grasbacilllus II. »

La plupart des auteurs ont trouvé des filaments ramifiés ou des formes en massues dans leurs cultures. Or la pléiomorphie du bacille de Koch a depuis longtemps été mise en évidence par Babès, (15), Friedrich (68), Fischel (61), Lubarsch (114), Metschnikoff (121) Schulte (161) ; la plupart de ces auteurs rapprochent ce bacille des champignons rayonnés (Stralhenpilze). La pléiomorphie des bacilles, résistants aux acides, que nous avons étudiés rapproche donc ces bacilles du bacille de Koch plus qu'elle ne les en éloigne.

Leurs *propriétés de coloration* sont celles du bacille de Koch, bien que d'une façon générale ils résistent moins bien que lui à la décoloration par les acides. Ce caractère important, constant et très remarquable, forme le lien principal, quoique seulement extérieur, qui rapproche ces bactéries du bacille de Koch.

Bulloch (37) a montré que le bacille de la Timothée, comme le bacille de la tuberculose, contenait des acides gras et de la cire, en dehors de corps protéiques et de substances chitinoïdes. La cire qu'on retirait de ces deux bacilles résistait à la décoloration par les acides, et les bacilles privés de cette cire ne résistaient plus à l'action décolorante.

Quant aux *cultures*, celles des bacilles nouvellement décrits poussent très-rapidement, végètent sur gélatine à 18 degrés, à l'encontre du bacille de Koch.

Mais on sait qu'on a réussi à obtenir des cultures de tuberculose grasses. (Arloing) ; et nous avons vu que plusieurs de nos cultures rappelaient l'aspect des cultures de tuberculose.

Lubarsch (114) a vu que « les bacilles de la tuberculose, après leur passage dans le corps des animaux à sang froid, se développaient plus facilement » à une température inférieure à 37 degrés.

Moeller a réussi, en transportant des cultures de tuberculose dans le corps d'un orvet, à amener de semblables modifications. Au lieu de la végétation sèche, grumeleuse, il obtenait une culture humide, brillante, blanche, lisse, végétant le mieux à 22 degrés.

« De plus, on peut, dit Moeller (125), à l'aide de moyens de culture ingénieux, rapprocher tellement les bacilles de la Timothée, surtout dans leurs caractères extérieurs, du bacille de la tuberculose, qu'ils prennent ses conditions d'existence. Ils se développent lentement, leurs cultures prennent un aspect presque semblable à celui de la tuberculose; de même on peut habituer le bacille de Koch à végéter à une température plus basse qu'il ne le fait d'ordinaire, ou à se développer plus rapidement que d'habitude. Mais on ne peut pas arriver à confondre l'une avec l'autre ces deux bactéries ».

La formation de matières colorantes si nette pour la plupart des bacilles résistants aux acides que nous avons passés en revue n'est pas très importante. Adami (37), au Congrès de Londres, a fait remarquer combien les cultures différaient d'aspect et de couleurs suivant les milieux nutritifs et suivant les laboratoires où elles avaient été élevées,

D'ailleurs le fait de posséder un pouvoir chromo-gène rapprocherait plus qu'elle ne les en éloignerait ces bacilles résistants aux acides du bacille de Koch.

Au laboratoire de M. le professeur Arloing, nous avons vu des échantillons colorés de cultures du même bacille ; et nous croyons que M. le professeur Nocard en a également obtenu.

Nous verrons dans le chapitre suivant que les *propriétés pathogènes* des bacilles, résistants aux acides, que nous avons étudiés, ressemblent parfois à celles du bacille de Koch.

Enfin, un moyen de différencier ou de rapprocher ces divers microorganismes du bacille de Koch serait peut-être dans l'agglutination de ces bactéries par le sérum tuberculeux.

Deux articles allemands abordent incidemment la question. Beck et Rabinowitsch (19) en 1900 disent que « les bacilles résistants aux acides ne présentent pas la propriété de s'agglutiner ». Mais Koch, au cours d'un récent mémoire (97 *bis*) dit, en parlant d'un sérum d'animal tuberculiné très agglutinant pour le bacille de la tuberculose : « La possession d'un sérum animal très puissant nous fait espérer la solution d'une question importante, à savoir comment un tel sérum agirait avec des bacilles parents du bacille de la tuberculose et avec les bacilles résistants aux acides.., Il agglutinait le bacille de la pommelière, les bacilles de la tuberculose pisciaire, aviaire, de la couleuvre, les bacilles d'Arloing et Courmont, les bacilles du beurre, ceux des graminées de Moeller et tous les autres bacilles résistants aux acides. Nous avons fait ensuite l'expérience inverse ; nous avons immunisé des animaux avec les diverses bactéries précitées, par exemple avec le bacille de la couleuvre ou celui des graminées, et nous avons trouvé que le sérum des animaux ainsi traités pouvait agglutiner les bacilles de toute cette série, y compris celui de la tuberculose humaine. Les différentes espèces de cette série reconnaissables à leurs propriétés de coloration sont tellement voisines entre elles, au moins quant à la substance précipitée (agglutinée) par le sérum qu'il est impossible de les différencier par l'agglutination [1]. »

Ainsi, en présence de ces analogies des caractères morphologiques, pathogènes ou biologiques, nous dirons : *les bacilles résistant aux acides que nous venons d'étudier constituent un groupe voisin, par la forme, du bacille de la diphtérie et de l'actinomyces, par la forme et les propriétés de coloration, des bacilles de la lèpre, du smegma, du cérumen, enfin, par tous ses caractères, proche parent du bacille de la tuberculose humaine et de ses variétés, mais il ne saurait être identifié à cette dernière espèce.*

C'est pour cela que nous avons proposé de donner aux éléments constituant ce groupe le nom de « Paratuberculibacilles. »

[1] Ces données ne sont pas suffisamment explicites sur le taux de l'agglutination, l'âge des cultures, etc., pour pouvoir être autre chose que des recherches d'attente dans la question que nous soulevons ici.

CHAPITRE IV

LES PROPRIÉTÉS PATHOGÈNES
DES MICROORGANISMES RÉSISTANT AUX ACIDES
COMPARÉES
A CELLES DU BACILLE DE KOCH[1]

Dans l'essai d'homologation, si l'on peut ainsi parler, que nous venons de faire des bacilles résistant aux acides ; nous avons à peu près laissé de côté la question du pouvoir pathogène ; c'est que cette question est, en effet, la plus importante ; elle peut à elle seule trancher la question de l'identité ou de la non-identité de ces bacilles avec le bacille de la tuberculose ; et cette question entraîne à sa suite des conséquences très importantes pour le diagnostic bactériologique de la tuberculose et les règles d'hygiène alimentaire.

Comme on a pu le voir, les résultats des expériences des auteurs sont assez variables.

Moeller (125) a obtenu, par inoculation de son *Timotheebacillus*, des granulations péritonéales et même pulmonaires, avec caséification et cellules géantes typiques.

Lubarsch (114), par injection locale dans les reins ou dans les artères, de culture pure des

---

[1] Nous faisons ici une étude d'ensemble ; pour les détails, le lecteur voudra bien se reporter aux chapitres précédents,

bacilles de Moeller, a obtenu, outre les foyers actinomycosiques dont nous parlons plus haut, des lésions pouvant en imposer pour de la vraie tuberculose ; il existait, dans des foyers caséeux obtenus par injection de la culture dans le système artériel ou dans les reins de lapins, des tubercules avec des cellules géantes typiques, lesquelles contenaient souvent des formes actinomycosiques.

Mais Kossel rapporte au Congrès de Londres (37) que Weber n'a jamais réussi avec les divers bacilles résistant aux acides à obtenir des lésions ayant une marche progressive, amenant la mort, et absolument identiques aux lésions de la tuberculose.

Mayer (120), dans son importante étude sur les lésions dues aux bacilles résistant aux acides, faite surtout au point de vue histologique, arrive aux conclusions suivantes, que nous résumons :

Il a inoculé, dans la cavité péritonéale de cobayes et de lapins, des cultures pures des bacilles du beurre et des bacilles de la nature, mêlées à du beurre stérile. Pour le bacille de la Timothée, il a observé le développement « de tubercules véritables caséifiés, contenant des cellules géantes ». Mais, pour les autres bacilles, les lésions obtenues ont un caractère « d'abord exsudatif, puis prolifératif et inflammatoire » ; il se forme « une péritonite plastique » ; « le péritoine répond à l'irritation des bactéries protégées par le beurre, par une inflammation d'abord fibrino-plastique, aboutissant à un amoncellement autour des bactéries inoculées, de cellules épithélioïdes entourées de fibrine. »

Hölscher (87), en étudiant les effets pathogènes du

bacille de Petri-Rabinowitsch et des bacilles des graminées de Moeller, dit n'avoir vu, dans ses inoculations
intra-péritonéales, ni caséification, ni extension des
lésions, ni forme actinomycosique des éléments micro
biens. Par inoculation intra-veineuse, il obtint des
granulations se rapprochant beaucoup des tubercules
dus à des corps étrangers.

Mais, si les lésions observées par Hölscher ne pouvaient jamais être confondues avec les lésions de la
tuberculose vraie, elles lui ressemblaient souvent et se
développaient très tôt ; d'autre part, Hölscher a vu le
bacille de Koch, inoculé avec du beurre, produire une
péritonite à fausses membranes.

Marmoreck, au Congrès de Londres (37), dit que les
divers microorganismes résistant aux acides présentent des ressemblances entre eux, mais qu'il est
intéressant de faire « une distinction soigneuse entre
le bacille tuberculeux et le bacille paratuberculeux. »
Il pense qu'on devra seulement affirmer être en présence du bacille de Koch, si les lésions obtenues chez
les animaux avec les bacilles en litige, sont de vraies
lésions tuberculeuses.

Pour Bulloch (37), on n'obtient pas de véritable
lésion tuberculeuse avec les bacilles résistant aux
acides.

Hölscher (87), Moeller (131), en inoculant des cultures du bacille de Koch, mélangées à du beurre, dans la
cavité péritonéale de cobayes, ont obtenu une péritonite à fausses membranes et pas de tuberculose
typique.

Petri et nous-même, inoculant du beurre stérile dans

la cavité péritonéale de cobayes, n'avons vu se développer aucune lésion.

« Relativement aux propriétés pathogènes, déclare Moeller (131) tous les bacilles résistant aux acides produisent, chez les animaux de laboratoire, une maladie à granulations, mais alors que le bacille de la tuberculose donne infailliblement naissance à ces granulations, pour ces pseudo-bacilles de la tuberculose elles n'apparaissent que dans certaines inoculations et dans des circonstances déterminées. Les lésions présentent, au point de vue macroscopique, une ressemblance trompeuse avec les lésions de la vraie tuberculose. Toutefois les vrais tubercules prolifèrent, les tubercules dus aux pseudo-bacilles de Koch se désagrègent plus rapidement. De plus on n'observe que rarement, et seulement si les microorganismes ont été placés dans des conditions spéciales, les cellules géantes, les cellules épithélioïdes et la caséification typique de la vraie tuberculose. »

Lehmann et Neumann (106) disent que ces mêmes bactéries, peu pathogènes quand elles sont inoculées dans la cavité péritonéale, produisent, mêlées à du beurre stérile, inoculées dans la cavité péritonéale et surtout dans la dure-mère, dans les reins, dans les artères, une maladie à fausses membranes et à nodules tuberculiformes, dont ne succombent pas les animanx en expérience.

Nous arrivons nous-même, après l'étude de bien des opinions, après l'examen de nos expériences personnelles, à des conclusions analogues à celles de Moeller (131) et de Lehmann et Neumann (106) sur le pouvoir pathogène des bacilles résistant aux acides.

Dans nos expériences d'inoculation, qui ont porté sur les microorganismes résistant aux acides dont le pouvoir pathogène avait été peu ou pas étudié, (les trois derniers bacilles de Tobler, le Milchbacillus et le bacille de la tuberculeuse bovine de Moeller) nous sommes arrivés aux résultats suivants, qui, à peu de chose près, concordent avec les résultats obtenus par les auteurs avec les mêmes bacilles que nous ou même avec d'autres microorganismes résistant aux acides ;

Inoculés en culture pure dans le tissu cellulaire sous-cutané des cobayes, ils ont produit un abcès local, semi-caséeux, semi-purulent, ayant peu de tendance à s'étendre ou à prendre un grand développement; les ganglions lymphatiques n'étaient presque jamais tuméfiés. Mais l'animal succombait au bout de quelques jours ayant subi une forte diminution de poids.

Inoculés dans la cavité péritonéale de cobayes, les bacilles produisaient une péritonite, avec congestion intense et formation d'exsudats prenant en certains endroits l'aspect de nodules péritonéaux blanchâtres, assez gros, toujours extra-viscéraux. Ces nodules étaient constitués par des globules de pus enserrés dans un réseau de fibrine; les cultures inoculées avec du beurre produisaient des lésions analogues, beaucoup plus accentuées.

« Si multiples, dit Moeller, si considérables que soient les points de ressemblance entre les autres bacilles résistant aux acides et le bacille de la tuberculose, la relation entre ces deux variétés de bacilles, n'est en somme qu'extérieure. Grâce à ce qui lui est propre,

qui fait son état même, je veux parler de l'*effet pathologique spécial sur l'organisme humain*, son importance étiologique dans la tuberculose, le bacille de
Koch a droit à une place bien à part parmi les bactéries résistant aux acides. »

« Si, en effet, l'existence de pseudo-bacilles de la
tuberculose chez l'homme sain ou dans un organe malade
(gangrène, amygdalite) a souvent été démontrée, on
ne saurait pourtant attribuer quelque importance
étiologique à à ces bactéries. »

C'est également l'avis que nous émettons après l'examen des diverses observations de bacilles résistant
aux acides rencontrés chez l'homme.

Le bacille de la verruga n'est peut-être que le
bacille de la lèpre.

Quant aux bactéries trouvées dans la gangrène, dans
les bronchites, elles doivent être vraisemblablement
regardées, pour la plupart, comme des microorganismes
saprophytes, redevables à leur nature spéciale et au
milieu graisseux où ils se trouvent du pouvoir de résister aux acides et à l'alcool.

C'est là l'opinion de Rabinowitsch, Fraenkel,
Pappenheim, Folli. Dans presque tous les cas, d'autres
microoganismes, ceux-là probablement pathogènes,
étaient observés à côté des bacilles résistant aux acides.

En résumé, nous formulerons de la façon suivante
les caractères généraux du pouvoir pathogène des
microorganismes résistant aux acides :

*Ces microorganismes n'ont jamais été retirés de
lésions naturelles chez les animaux ; ceux rencontrés
dans des lésions humaines ne semblent pas y jouer un*

rôle pathogène. Inoculés sous la peau en culture pure à des cobayes ils produisent seulement un abcès local. Inoculés en culture pure dans la cavité péritonéale de cobayes ou de lapins, ils donnent naissance à une péritonite congestive et exsudative formant des nodules qui n'ont pas la structure du tubercule ; par inoculation concomitante de culture pure et de beurre stérilisé, les lésions sont analogues mais beaucoup plus nettes ; par inoculations locales dans les reins, la dure-mère, les vaisseaux, on a réussi dans certains cas à obtenir de vrais tubercules.

Les lésions provoquées par ces bacilles chez les animaux se ressemblent donc beaucoup pour les divers microorganismes. Elles se rapprochent parfois de celles dues au bacille de Koch ; en général elles s'en distinguent ; ces bacilles ne semblent pas être pathogènes pour l'homme.

CHAPITRE V

CONSIDÉRATIONS SUR LE DIAGNOSTIC
DE LA TUBERCULOSE
ET SUR L'HYGIÈNE ALIMENTAIRE

1° *Nécessité de faire le diagnostic différentiel entre le bacille de Koch et les paratuberculibacilles.*

Etant donné l'absence, chez les paratuberculiba-cilles, de pouvoir pathogène vis-à-vis de l'homme, leur distinction d'avec le vrai bacille de Koch est souvent nécessaire.

En premier lieu, dans les cas cliniques douteux, il ne faudra pas se contenter de diagnostiquer par le micros-cope seul la tuberculose ; des ensemencements et même des expériences sur les animaux devront être pratiqués, si la résistance à la décoloration par les acides est assez faible, si la forme des éléments observés est anormale, enfin quand l'examen bactériologique est l'élément prépondérant ou exclusif du diagnostic.

De plus « la distinction, dit Moeller (131), entre les pseudobacilles de la tuberculose et les vrais bacilles de Koch, doit être faite dans nombre de circonstances de la vie pratique.

« Pendant des années on a craint d'utiliser en alimen-tation deux de nos moyens les plus importants de nourriture, le lait et le beurre, croyant que tous les bacilles résistant aux acides que ces substances contenaient étaient de vrais bacilles de la tuberculose. »

Cette crainte, en effet, n'est pas complètement justifiée ; depuis la découverte de Petri, le pourcentage de la teneur en bacilles de Koch du beurre et des laits a diminué, puisqu'on en a retranché le nombre traduisant la teneur de ces substances en paratuberculibacille. Il faut pourtant continuer à stériliser le lait, quoique certains auteurs, comme L. Rabinowitsch, prétendent que la presque totalité des bacilles résistant aux acides qu'on trouve dans le beurre sont des paratuberculibacilles et que les bacilles de Koch, dans certains beurres, n'existent pas.

« De même, dit encore Moeller (131), jusqu'ici la découverte de bacilles résistant aux acides dans les excréments faisait conclure à la tuberculose des animaux en expérience. Aujourd'hui, grâce à la connaissance du « Mistbacillus », cette conclusion n'est plus fondée » ; il faudra, en effet dans ces cas, faire aussi le diagnostic différentiel entre le bacille de la tuberculose et les paratuberculibacilles.

2° *Moyens de faire le diagnostic différentiel.*

Un moyen de diagnostic différentiel, indiqué par Herr et Beninde (86), est l'inoculation du résidu dégraissé, obtenu par la centrifugation du beurre examiné, dans la chambre antérieure de l'œil du lapin. Si l'échantillon contient de vrais bacilles de la tuberculose on obtient des lésions typiques, absentes dans le cas de paratuberculibacilles. Mais la distinction entre les lésions n'est pas toujours non plus extrêmement facile.

« Dans les cas, dit Moeller (131), où, en l'absence de tout signe physique, le diagnostic de tuberculose pulmonaire s'appuie seulement sur la présence de bacilles résistant aux acides dans l'expectoration du malade, il sera nécessaire, pour assurer le diagnostic, d'employer le procédé suivant, basé sur la lenteur de la végétation du bacille tuberculeux et ses exigences spéciales de température :

« L'expectoration en litige est mêlée à du bouillon ordinaire ; on place ce mélange à 30 degrés ; si les bacilles résistant aux acides se multiplient dans ces conditions, on peut être sûr qu'il ne s'agit pas de vrais bacilles de Koch. Parfois, quand il s'agit de vrais bacilles de la tuberculose, on peut observer une multiplication des bacilles dans les crachats mêlés à certains milieux de culture et maintenus à la température de l'étuve ; cette multiplication peut s'expliquer par la présence, dans l'expectoration, de certaines substances venues du corps humain et se rapprochant de la globuline ; mais la multiplication, dans ces cas, est peu considérable et cesse au bout de quarante-huit heures, tandis que s'il s'agit de pseudobacilles de la tuberculose il se fait un accroissement continu, à 30 degrés. »

Pour l'examen d'un échantillon de lait ou de beurre, il suffira d'opérer de la façon suivante :

On emploie pour l'examen du lait ou du beurre le procédé d'Obermüller (142, 143), modifié par Rabinowitsch, Coggi etc. : on place le beurre en expérience, avec toutes les précautions aseptiques possibles, dans l'étuve à 37 degrés ; on injecte à un cobaye 2 à 3 centimètres cubes de graisse liquide dans la cavité péritonéale ; on fait de même pour le dépôt ; enfin on inocule de la même façon deux ou trois autres animaux avec la substance demi-liquide obtenue en mélangeant les deux couches de beurre.

On place les cobayes inoculés dans une cage située loin des animaux tuberculeux. On sacrifie au bout de soixante-dix jours les animaux qui ne sont pas morts au bout de ce temps.

On fera des frottis des organes lésés, on colorera suivant la méthode de Ziehl - Neelsen, et surtout il sera fait des cultures qui suffisent dans la majorité des cas, avec l'aspect des lésions primitives, à faire faire le diagnostic entre les vrais bacilles tuberculeux et les paratuberculibacilles.

Les bacilles, résistant d'une façon modérée ou faible à la décoloration par les acides, un peu trapus, se développant rapidement, végétant à la température ordinaire de la chambre, formant des matières colorantes dans les cultures, donnant naissance chez le cobaye aux lésions que nous avons étudiées devront être regardés comme des paratuberculibacilles, c'est-à-dire des microorganismes inoffensifs pour l'homme, et dont les caractères sont rapprochés de ceux du bacille de la tuberculose [1].

---

[1] Il ne nous a pas été possible d'annexer des figures à notre thèse, par suite de circonstances indépendantes de notre volonté. On trouvera de bonnes planches dans les articles de Moeller (126), Tobler (172), Lubarsch (114).

CONCLUSIONS

I. Outre le bacille de la tuberculose et ses variétés, outre le bacille de la lèpre, le bacille du smegma et celui du cérumen, il existe d'autres bactéries possédant comme ces premières la propriété de rester colorées malgré l'action des acides ou de l'alcool, quand elles sont traitées par les procédés spéciaux employés pour mettre en évidence le bacille de Koch.

II. Ces microorganismes résistant aux acides sont extrêmement nombreux. On les a rencontrés :

1° Dans le lait et son principal dérivé le beurre ;

2° Dans la nature, sur des graminées, dans le fumier, dans des poussières ; on les a aussi rencontrées chez les animaux dans certaines lésions tuberculeuses ;

3° Chez l'homme, dans un grand nombre d'affections diverses ou sur les muqueuses saines.

III. Ils présentent tous des caractères fondamentaux communs. Leur forme est variable, on les observe sous l'aspect bacillaire, les éléments étant plus ou moins trapus, ils révêtent souvent l'aspect de « coccothrix », mais ils sont parfois constitués par des filaments ramifiés et

on les a vus s'ordonner en figures rappelant les formations rayonnées de l'actinomycose.

IV. Ces microorganismes vivent et se développent
sur tous les milieux de culture très facilement et
d'une façon extrêmement rapide. Ils produisent des
matières colorantes sur certains milieux, surtout sur
la carotte ; ils végètent de préférence dans l'oxygène,
ils ne forment que rarement de l'indol et ne liquéfient
pas la gélatine.

V. Inoculés en culture pure aux animaux, ils sont
peu pathogènes. Inoculés avec du beurre stérilisé ils
engendrent dans la cavité péritonéale des lésions presque
toujours identiques, consistant en exsudats, fausses
membranes, nodules parfois caséeux, ils ne provoquent
presque jamais de généralisation. Certains ont pu
déterminer par inoculation locale (reins, dure-mère)
des tubercules avec cellules géantes.

VI. S'ils ont été rencontrés dans beaucoup d'affections humaines, il ne faut pas pour cela les croire revêtus
de pouvoir pathogène vis-à-vis de l'homme ; ce pouvoir
pathogène n'est absolument pas démontré, il est même
nié par quelques auteurs.

VII. La nature de ces microorganismes est encore
difficile à préciser. Peut-être s'agit-il là de bacilles
de la tuberculose vivant à l'état saprophytique. Mais à
l'heure actuelle on est seulement en droit de dire que

ces bactéries forment un groupe voisin des bacilles de la tuberculose, de la lèpre et de celle du smegma.

VIII. Ces bacilles, auxquels nous proposons de donner le nom de « Paratuberculibacilles » en raison de l'analogie de leurs affinités pour les matières colorantes et de leur forme avec le bacille de Koch, constituent, avec le vrai bacille de la tuberculose, le bacille de la lèpre, ceux du smegma et du cérumen, une classe, provisoire en quelque sorte, ayant quelque parenté morphologique avec le bacille de la diphtérie et le champignon de l'actinomycose.

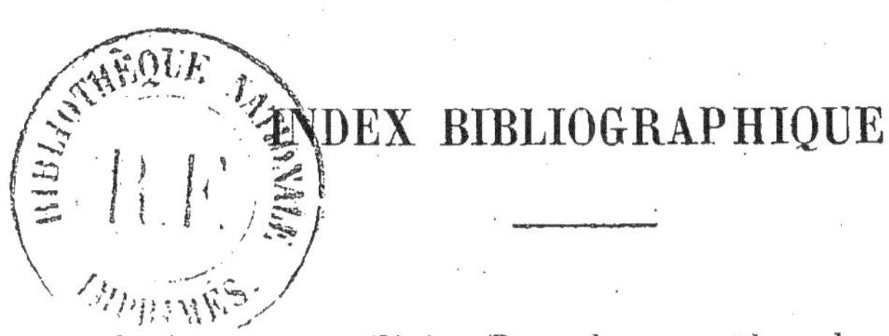

INDEX BIBLIOGRAPHIQUE[1]

1. ABENHAUSER, Einige Bemerkungen über das Vorkommen von Tuberkelbacillen in der Marburger Butter und Margarine (Inaug. Diss. Marburg, 1900).

2. ALVAREZ et TAVEL, Recherches sur le bacille de Lustgarten (Archives de physiologie, 1885).

3. ANGLADE, Bacilles de Koch rencontrés dans les selles des tuberculeux sans ulcération intestinale (Compte rendu de la Société de Biologie, 27 juillet 1901).

4. ANITSHKOFF-PLATONOFF, Impuretés de la cavité buccale chez les malades (Militärmedizinisches Journal, vol. IX, septembre 1897).

5. ARLOING (S), Leçons sur la tuberculose et certaines septicémies, Paris, 1892, Asselin et Houzeau.

6. — Sur l'obtention de cultures et d'émulsions homogènes du bacille de la tuberculose humaine en milieu liquide (C. R. de l'Acad. des Sc., Paris, 9 mai 1893).

7. ARONSON, Zur Biologie des Tuberkelbacillus (Berliner klin. Wochensch. 1898, n° 22).

8. ARRIGO (d'), Ueber die Gegenwart und über die Phasen des Koch'schen Bacillus in den sogenannten skrofuloseren Lymphdrüsen (Centr. f. Bakter., 1re partie, t. XXVIII, 1900, p. 481 (Iena. G. Fischer).

9. ARRIGO (d') et STAMPACHIA, Beitrag zum Studium der Tuberkulose (Centr. f. Bakter., 1re partie, t. XXIII, 1898, p. 64).

---

[1] Cet index comprend la bibliographie aussi complète que possible des microorganismes résistant aux acides que nous avons étudiés dans notre thèse. Quelques numéros se rapportent aux autres bacilles résistants aux acides plus connus: bacille de la tuberculose, de la lèpre, du smegma, etc. Il nous a été nécessaire de consulter les articles qu'ils indiquent.

10. Ascher, Untersuchungen von Butter und Milch auf Tuberkelbacillen (Zeitsch. f. Hyg , t. XXXII, fasc. 3,
1899, p. 329 ; Veit und comp., Leipzig).

11. Aufrecht, Tuberkulose und Pflege (Zeitsch. f. Krankenp-
flege, janvier 1901).

12. Babès et Cornil, Les bactéries, éditions 1886 et 1890.

13. Babès, Ueber die Kultur der von nur bei Lepra gefundenen
Diphteridee (Centr. f. Bakter., 1ʳᵉ partie, 1899,
t. XXV, p. 125).

14. — Untersuchungen über den Leprabacillus und über die
Histologie der Lepra, p. 112, Berlin (S. Krager),
1898.

15. Babès et Levaditi, Sur la forme actinomycosique des
bacilles de la tuberculose (Communication à l'Aca-
démie des Sciences, 5 avril 1897); Arch. de médecine expérimentale et d'Anat. path., 1897, t. IX,
p. 1041).

16. Barannikow, Zur Frage über die Bakteriologie der Lepro-
mata (Centr. f. Bakter., 1ʳᵉ partie, 1899, n° 4/5,
vol. XXVI, p. 113).

17. — Beitrag zur Bakteriologie der Lepra (Dermatologi-
sches, Centralblatt Jahrg. III, n° 8 ; Centralblatt
f. Bakter, 1ʳᵉ partie, vol. XXIX, 1901, n° 20, p. 781).

18. Beck, Experimentelle Beiträge zur Untersuchung über die
Marktmilch (Deutsche Vierteljahrsschrift f. offent-
liche Gesundheitspflege, 1900, fasc. 3, p. 430).

19. Beck et Rabinowitsch, Ueber den Werth des Courmont'-
schen Serumréaction für die Frühdiagnose der Tuberkulose, (Deut. med. Woch, 1900, n° 25).

20. Beck, Ueber die diagnostiche Bedeutung der Koch'schen
Tuberkulin (Deut. med. Wochensch, 1899, n° 9.)

21. — Experimentelle Beiträge zur Untersuchung über die
Marktmilch (Deutsch. Vierteljahrschrift f. öffent-
liche Gesundheitspflege, 1900, p. 430).

22. Berestnew, Aktinomycose und ihre Erreger (thèse, Mos-
kau, 1897).

23. — Ueber Pseudoaktinomycose (Zeitsch. f. Hyg., v. XXIX,
1899).

24. — Zur Frage der Klassification und systematischen Stel-

lung der Strahlenpilze (Centr. f. Bakter, 1re partie, vol. XXVI, oct. 1899, n? 13, p. 390).

25. BERESTNEW, Zur Aktinomykosefrage (Prager med. Wochensch., 1899, n°s 49 et 50).

26. BIENSTOCK, Zur Frage der sogenannten Syphilisbacillen und der Tuberkelbacillenfärbung (Fortsch. der Medizin, 1896, p. 193).

27. BOINET, La Lèpre à Hanoï (Revue de médecine 1890, vol. X, p. 625).

28. BONHOFF, Ueber das Vorkommen von Tuberkelbacillen in der Marburger Butter und Milch (Hygienische Rundschau, 1900, p. 913).

29. BORDONI-UFFREDUZZI, Ueber die Kultur des Leprabacillus (Centr. f. Bakt.,1899, vol. XXVI, n° 14/15, p. 453).

30. — Ueber die Kultur des Leprabacillus (Zeitschrift f. Hyg., vol. III, 1888, p. 178).

31. BRIEGER et NEUFELD, Ueber die diagnostiche und therapeutische Bedeutung der Tuberkelbacillen und anderen Bacterien im Auswurf (Berlin. kl. Wochensch., 1900, 37, p. 272).

32. BRUNO GALLI-VALERIO, La pseudo-tuberculose bacillaire des cobayes (Archives de Parasitologie, mai 1901, t. IV, n° 12, p. 288).

33. BRUNS (H.), Ein Beitrag zur Pleomorphie der Tuberkelbacillen (Centr. f. Bakt, 1re partie, vol. XVII, juillet 1895, n° 23).

34. — Zur Morphologie des Actinomyces (Centr. f. Bakt, 1re partie, vol. XXVI, juillet 1899, n° 1, p. 11).

35. BRUSAFERRO, Bacilles tuberculeux dans le beurre. (Giornale di med. veterin. prat. Torino, 1890, fasc. 2/3, p. 20).

36. BUEGE, Ueber die Untersuchung der Milch auf Tuberkelbacillen (thèse de Halle a. S. 1896, Hofbuchdruckerei von C. A. Kaemmerer).

37. BULLOCH, ADAMI, WEENEY, MARMORECK, KOSSEL, The morphologish and physiological variations of the Bacillus T. and its relation (a) to other Acid-proof Bacilli and (a) to the Ray Fungus and other streptothrix (The Lancet, juillet 1901, n° 4065, vol. CLXI, p. 242).

38. Bunge et Trautenroth, Smegma und Tuberkelbacillen (Fortschritte der Medizin, vol. XIV, 1896, n°ˢ 23 et 24, p. 829 et 889; Fischer's Medzinische Buchhandlung).

39. Bujwid, Wyniki Badania mleka Krakowskiego, etc., Résultats de l'examen du lait de Krakan (Przeglad lekarski, n° 19, 1901).

40. Campana, Nochmals die Uebertragung der Lepra auf Thier (Vierteljahrsschrift für Dermatologie und Syphilis, 1887, p. 435).

41. — Un bacillo simili al bacillo leproso, etc. (la Riforma medica, 1891, n° 14, p. 159).

42. Carnevali, Sul bacilli della pseudotuberculosi del latte e del burro (Ann. d'igiene sperim., vol. X, 1900, fasc. 4, p. 470).

43. Chavigny, Gangrène subaiguë provoquée par un bacille spécial (Ann. de l'Institut Pasteur, 1897, p. 860).

44. Cimmino et Paladino-Blandini, Sulla colorazione del bacillo della tuberculosi nei tessuti (Ann. d'igiene sper., Roma, 1901. vol. X, p. 203).

45. Coggi, Sulla presenza di bacilli tobercolari nel burro di mercato di Milano (Giornale del. reale Societa italiana d'igieni, juillet 1899, n° 7, p. 289).

46. Coppen-Jones, Nomenclature des pseudo-bacilles tuberculeux dans le beurre (Centr. f. Bakt., 1ʳᵉ partie, 1896, septembre, p. 393).

47. — Ueber einen neuen bei Tuberkulose häufigen Fadenpilz (Cent. f. Bakt., 1ʳᵉ partie, vol. XIII, mai 1893, n°ˢ 11-12, p. 697).

48. Cowie, Bacilles résistant aux acides sur le pis des vaches (Journal of Experimental Medicin, 1900, vol. V, p. 205).

49. Czaplewski, Zum Nachweis der Tuberkelbacillen im Sputum (Centr. f. Bakt., 1ʳᵉ partie, novembre 1890, n°ˢ 22 et 23, p. 685 et 717).

50. — Zur Kenntniss der Smegmabacillen (München. med. Woch, 1897, n° 43).

51. — Ueber einen aus einen Leprafalle gezüchteten alkohol-und-säurefesten Bacillus aus dem Tuberkel-

bacillengruppe (Centr. f. Bakt., 1re partie, nos 314, janvier 1898, vol, XXIII, p. 97 et 189).

52. — Erwiderung auf die Bemerkung von etc. (Cent. f. Bakt., 1898, vol. XXIV, n° 13, p. 468).

53. Description Catalogue, of the Museum of the British Congress on Tuberculosis (Rabinowitsch, A. Moeller, Swithinbank, Foulerton).

53 bis. Dietrich, Säurefeste Bakterien in einer vereiterten ovarialkyste. (Berl. Kl. W. 1899, tome XXXVI, n° 9, p. 189).

54. Ducrey, Culture des bacilles de la lèpre (Giornale italiano delle mal. ren. e della pelle, 1892. Ref. Baumgarten's Jahresb., 1892, p. 266).

55. Eastes, The pathology of milk (Brit. med, Journal, 1899, n° 2028, p. 1341).

56. Ehrlich, Communication à la Société de médecine de Berlin, mai 1882 (Deut. med, Woch., 1882, p. 269).

57. Ferran (J.), Nouvelles recherches sur le bacille de la tuberculose (C. R. de l'Acad. des Sc., 31 mai 1898, Journal de médecine interne, 1897-98, p. 150).

58. — Mobilité du bacille de Koch (C. R. Acad. Sc., 11 octobre 1897).

59. Flexner, Pseudotuberculosis hominis streptothrica (Journ. of exp. Med., III, 1898 et Bulletin of the Johns Hopkins hospital, Baltimore, juin 1897, n° 75, p. 128).

60. Fiorentini, Ricerche sperimentali sul latte di Milano fatte in rapporto all' igiene alimentari (Atti dell' Associazione medica lombarda, novembre, décembre 1895).

61. Fischel, Untersuchungen über die Morphologie und Biologie des Tuberculoseerregers (Fortschr. der Medizin, vol. X, n° 22).

62. — Zur Morphologie und Biologie des Tuberkuloseerregers (Berlin klin. Wochenschr., 1893, n° 41).

63. Flügge, Die Mikroorganismen, 3e édition, vol. II.

64. Folli, Bacilli resistenti agli acidi nelle gangrene. (Riforma medica, 27 août 1901, année XVII, p. 591).

65. Fraenkel (A.), Einige Bemerkungen über das Vorkommen

von Smegmabacillen im Sputum (Berlin. klin.
Woch.; octobre 1898, n° 40, p. 880).

66. Fraenkel (C.), Zur Kenntniss der Smegmabacillen (Ctr.
f. Bakt., 1re partie, vol. XXIX, 1901, n° 1, p. 1).

67. Freymuth, Ueber das Verhalten des Grasbacillus (Moeller)
im Kaltblüterorganismus (Centr. f. Bakt., 18 avril
1901, 1re partie, n° 12, vol. XXIX, p. 530).

68. Friedriçh, Ueber Strahlenpilze und Wucherungen des
Tuberkelbacillus im Tierkörper (Deutsch. med.
Wochensch., 1897, n° 41).

69. Galtier, Dangers de l'utilisation des produits tels que le
petit lait et le fromage, etc. (Compte rendu de
l'Acad. des Sc., 1887, t. CIV, p. 1333).

70. Gasperini, Recherches morphologiques et biologiques sur le
genre Actinomyces (Annal. dell. institute d'Igiene,
1892, II, 2, Roma).

71. Ginsberg, Ueber der Tuberkulöse ähnliche Augenerkran-
kungen mit Säureresistenten Bacillen (Centr. f.
prakt. Augenheilkunde, vol. XXI, 1897, p. 131).

72. Görges, Zur Frage des Vorkommens von Tuberkelbacillen
in der Sana (Therapeutische Monatshefte, décembre
1900).

73. Gottstein, Die Beeinflussung des Färbenverhaltens von
Mikroosganismen durch Fette (Fortschr. der Medizin, 1886, p. 252).

74. Grassberger, Ueber die nach intraperitonealer Injection
von Marktbutter bei Meerschweinchen entstehen-
den Veränderungen (München. medic. Wochensch., mars 1899, n° 11, p. 341; Verlag von
J. F. Lehmann, Heustrasse, 20).

75. Grethe, Examen d'une urine, d'après le procédé de Fraenkel (Fortschritte der Medic., 1896, n° 9).

76. Gröning, Bacilles tuberculeux dans le beurre (Ctral. Zeit
f. veter. Angelegenh. 8 et 15 avril 1897, p. 111
à 119).

77. Hammond, Note on examination of Milk for Tubercle bacilli
(The Journal of Comparative Medicine and veteri-
nary Archives, juillet 1900, n° 7, vol. XXI,
p. 395).

78. — Note sur la coloration du bacille de la tuberculose
  (Soc. de biologie, 29 octobre 1897).

79. HAUSER, A propos de la coloration rapide du bacille de la
  tuberculose (Pr. M., 1900, I, CXVII).

80. HELBING (C.) Erklärungsversuch für die spezifische Färbar-
  keit der Tuberkelbacillen (Deutsch. med. Woch.,
  1900, vol. XXVI, p. 133).

81. HELLSTRÖM, Ueber Tuberkelbacillennachweis in Butter, etc,
  (Centr. f. Bakt., 1re partie, vol. XXVIII, novembre 1900, n° 17, p. 542).

82. HERBERT (A.), Untersuchungen über das Vorkommen von Tuberkelbacillen in der Marktbutter (thèse de Tübingen, 1899, Verlag von Alb. Lembach, Braunschweig)

83. HERR (F.), Das Pasteurisieren des Rahms als Schütz gegen
  die Verbreitung der Tuberkelbacillen durch Butter
  (Zeitsch. f. Hyg., 1901, Heft 1, p. 182).

84. — Ein Beitrag zum Verhalten der Tuberkelbacillen bei
  Ueberimpfung auf Blindschleichen (Zeitech. f.
  Hyg., 1901, Heft 1, p. 198).

85. — Ein Beitrag zur Verbreitung der säurefesten Bakterien
  (Zeitsch. f. Hyg., 1901, Heft, 1, p. 201).

86. HERR et BENINDE, Untersuchungen über das Vorkommen
  von Tuberkelbacillen in der Butter (Zeitsch. f.
  Hyg., 1901, Heft, 1 p. 152).

87. HÖLSCHER, Experimentelle Untersuchungen mit säurefesten
  Tuberkelähnlichen Spaltpilzen (Arb. aus Pathol.
  Inst. in Tübingen, 1901).

88. HORMANN und MORGENROTH, Ueber Bakterienbefunde in der
  Butter (Hyg. Rundschau, 1898, p. 217, n° 5).

89. — Weitere Mitteilungen über Tuberkelbacillen in Butter und in Käse (Hyg. Rundschau, 1898, n° 22).

90. ILKEWITSCH, Neue Methode zur Entdeckung von Tuberkelbacillen in der Milch mit der Centrifugation
  (Münch. med. Woch., 1892, n° 5).

91. IZQUIERDO, Spaltpilze bei der Verruga peruana (Virchow's
  Archiv., t. XIC, 1885, p. 411).

92. JONES (N. W.) The presence of virulent tubercle bacilli in
  the healthy nasal cavity of healthy persons (Med.
  Rec. N. Y., 1900, t. VIII, p. 285).

93. Jong (de) Ueber den Fund von säurefesten Tuberkelbacillen-
ähnlichen Stäbchen bei einer nicht tuberkulösen
Mastitis (Zeitsch. f. Fleisch. und. Milchhygiene,
1901, p. 345).

94. Karlinski (J.), Zur Kenntniss der säurefesten Bakterien
(Centr. f. Bakt., 1ʳᵉ partie, vol. XXIX, avril 1901,
n° 12, p. 521).

95. Klein, Propagation des bacilles pseudo-tuberculeux (Ctralbl.
f. Bakt., 6 sept. 1899, 1ʳᵉ partie, p. 260).

96. Koch, Die Aetiologie der Tuberkulose (Mittheilungen aus
denm Kais. Gesundheitsamte, vol. II, 1882, p. 1).

97. — Die Aetiologie der Tuberculose (Berlin, 1884).

97 bis. Koch, De l'agglomération des bacilles tuberculeux, etc.
(D. med. Woch. 28 novembre 1901).

98. Korn (O), Zur Kenntniss der säurefesten Bakterien (Centr.
f. Bakt., 1ʳᵉ partie, vol. XXV, 1899, p.532).

99. — Tuberkelbacillenbefunde in der Marktbutter (Archiv.
f. Hyg., 1899, vol. XXXVI, p. 57; Oldenburg,
München et Leipzig).

100. — Weitere Beiträge zur Kenntniss der säurefesten Bakterien (Centr. f. Bakt., 1ʳᵉ partie, vol. XXVII,
1900, p. 481).

101. Krückmann, Uber Fremdkörpertuberkulose und Fremdkör-
perriesenzellen ». (Virchows Archiv., supplément
du volume CXXXVIII, p. 118.

101 bis. Kühne, Recherche des bactéries dans les tissus animaux
(trad. franç. par Herman, Paris 1889).

102. Laabs, Les bacilles de la tuberculose dans le beurre et
chez l'homme (thèse de Friburg. i. B., 1894).

103. Lafar, Bakteriologische Studien über Butter (Archiv. f. Hyg.
vol. XIII, Heft 1, p. 1).

104. Laser (H.), Ueber das Verhalten von Typhusbacillen, Cho-
lera, Bakterien und Tuberkelbacillen in der Butter
(Zeitsch f. Hyg. vol. X, 1891, p. 513).

105. — Ueber Reinkulturen der Smegmabacillen (Münch.
mediz. Woch, 1897, n° 43).

106. Lehmann und Neumann. Bakteriologie und bakteriologische
Diagnostik (in octavo) 1899. München. Verlag von
Lehmann.

107. Lesieur (Ch.), Coloration du bacille de la tuberculose, (Lyon Médical, 1899, tome 90, p. 97).

108. Letulle. Histologie pathologique de la Verruga péruvienne (Mémoires de la Société de biologie, 16 juillet 1898, p. 764).

109. Lévy (E), Ueber die Actinomycesgruppe und die ihr verwandten Bakterien (Cent. f. Bakt. 1re partie, vol. XXI, 1899, p. 1).

110. — Ein neuer aus einem Fall von Lepra gezüchteter Bakterium etc. (Arch. f. Hyg. vol. XXX, 1897, fasc. 2, p. 168).

111. — Bemerkungen zu der Originalmittheilung, etc. (Cent. f. Bakt., 1898, vol. XIV, n° 1, p. 7).

112. — Entgegung auf die Erviderung, etc. (Cent. f. Bakt , 1898, vol. XXIV, n° 23, p. 879).

113. Löffler, Ueber Bakterien in der Milch (Berlin, klin. Wochensch., 1887, n° 33 et 34).

114. Lubarsch (O), Zur Kenntniss der Strahlenpilzen (Zeitsch. f. Hyg., 1899, vol. XXXI, p. 187).

114 bis. Lustgarten, Die Syphilisbacillen, Wien, 1885.

115. Macé, Traité de Bactériologie 1901, Baillière, Paris.

116 Macfadyen, The spread of tuberculosis of milk (The Lancet, 1899, 23 septembre, p. 849).

117. Markl, Zur Frage des Vorkommens von Tuberkelbacillen in der Wiener Marktbutter und Margarine, (Wiener kl. Wochensch., mars 1901, n° 10, p. 242).

118. Marzinowsky, Ueber einige in den Krypten der Gaumenmandeln gefundene Bacillenarten (Cent. f. Bakt. 1900, 1re partie, t. XXVIII, p. 39).

119. Mazuschita, Ueber die Bacterien in besprengten und nicht besprengten Strassenstaub. (Archiv f. Hyg., vol. XXXV, 1899, p. 252).

120. Mayer (G.), Zur histologischen Differentialdiagnose der säurefesten Bakterien aus der Tuberculosegruppe (Virchow's Archiv, vol CLX, 1900, p. 324).

121. Metschnikoff, Note sur la pleiomorphie des bactéries (Ann. de l'Instit. Past., 3e volume).

122. MICHAELIS, Bemerkung zu dem Artikel von Dr L. Rabino-
     witsch : Ueber die Gefarhr etc. (Deut. med. Woch.
     1900, n° 3o).
123. MIRONESCU (TH.), Ueber das Vorkommen von Tuberkelähn-
     lichen Bakterien in menschlichen Fäces (Zeitsch. f.
     Hyg. 1901, vol. XXVII, p. 497).
124. A. MOELLER, Ueber Mikroorgaismen, welche sich morpho-
     logisch und tinctoriel wie der Tuberkelbacillus
     verhalten (Görbersdorfer. Veröffentlichungen 1898,
     Heft I, p. 168 ; Stuttgart, Verlag von F. Enke).
125. — Mikroorganismen die den Tuberkelbacillen verwandt
     sind und bei Thiere eine miliare Tuberkelkrankheit
     verursachen (Deutsch. medic. Woch. Juin 1898,
     n° 24, p. 376).
126. — Ueber dem Tuberkelbacillus verwandte Mikroorganis-
     men (Therapeutische Monasthefte. novembre 1898,
     12e année, p. 607 ; Berlin, Verlag von J. Springer).
127. — *Idem.* Wiener medicin, Woch, 1898, n° 5o.
128. — Ein neuer säure und alkoholfester Bacillus aus der
     Tuberkelbacillengruppe, welcher echte Vezwei-
     gungsformen bildet (Centr. f. Bakt. 1re partie,
     vol. XXV, 1899, n° 11, p. 369).
129. — Zur Verbreitungsweise der Tuberkelpilze (Zeitchr. f.
     hyg., vol. XXXII, 1899, p. 2o5).
130. — Die angebliche Gefahr der Infektion mit Tuberkelba-
     cillen für die in Sandhanfen spielenden Kinder
     (Zeitsch. f. Krankenpflege, Berlin, vol. XXIII,
     1901, n° 3).
131. — Ueber die Beziehungen der Tuberkelbacillen zu den
     andern säurefesten Bakterien und zum Strahlenpilze
     (Centr. f. Bakt., 1re partie, vol. XXX, 1901, n° 14,
     p. 513). Rapport au Congrès de Londres (1901).
132. MORGENROTH, Ueber das Vorkommen von Tuberkelbacillen
     in der Margarine (Hyg. Rundschau 1899, n° 22,
     p. 112).
133. — Tuberkelbacillen und Pseudotuberkelbacillen in Milch
     und Milchprodukten (Deutsch. militäräretzliche
     Zeitsch. 1899, t. XXVIII, heft II, p. 117 ; Verlag :
     Mittler und Sohn. Berlin. Kochstrasse 68-71).

134. NEELSEN, Coloration du bacille de Koch (Fortschr. der Medizin 1885, p. 200, en note).

135. NEISSER, Ueber einen neuen Wasservibrio etc. (thèse Berlin, 1893).

136. NEUFELD (L.), Beitrag zur Kenntniss der Smegmabacillen (Arch. f. Hyg., vol. XXXIX, 1900, Heft. 2).

137. NICOLLE, Pratique des colorations microbiennes (Annal. de l'Instit. Past., 1895, p. 664).

138. — Note sur la bactériologie et de la verruga du Pérou (Annal. de l'Institut Pasteur 1898, p. 591).

139. NIKITINE, Contribution à la théorie de la coloration des bacilles tuberculeux (Société de bactériologie de Moscou, 28 avril 1901).

140. NIVEN (J.), De la méthode du professeur Delépine pour déceler les bacilles tuberculeux dans le lait (British Congress on Tuberculosis, juillet 1901).

141. NONEWITSCH (E.), Untersuchung über Milch (Protocolle de la Kaiserl. Wilnaer medizin. Gesellschaft, 1900, n° 9).

142. OBERMÜLLER, Ueber Tuberkelbacillenbefunde in der Marktbutter (Hyg. Rundschau, 1895, n° 19, p. 877).

143. — Neuere Untersuchungen über das Vorkommen echter Tuberkuloseerreger in der Milch und den Molkereiprodukten (Hyg. Rundschau, septembre 1900, n° 17, p. 845).

144. ODRIOZOLA, La Verruga péruvienne (Presse médicale, 2e semestre 1898, p. 41.

145. OLT, Säurefeste Bakterien (Deutsche tierärztliche Wochenchrift, 1897, n° 52).

146. PAPPENHEIM (A), Befund von Smegmabaccillen im Menschlichen Lungenauswurf (Berlin. klin. Woch., septembre 1898, n° 37, p. 809).

147. PETRI, Zum Nachweis der Tuberkelbacillen in Butter und Milch. (Hyg. Rundsch., 15 août 1897. Arbeiten aus dem Kaiserlichen Gesundheitsamte, t. XIV, 1898, p. 1 ; Verlag, von J. Springer, Berlin).

148. RABINOWITSCH (L.), Recherche des bacilles tuberculeux dans le beurre, Deut. med. Woch., n° 26, 1897.

149. — Befund von säurefesten Bakterien bei Lungengangrän (Deut. med. Woch., avril 1900, 1 vol., n° 16.)

150. — Zur Frage des Vorkommens von Tuberkelbacillen in der Marktbutter (Ztsch. f. Hyg., 1897, vol. XXVI, p. 90).

151. — Entgegung auf vorstehende Erwiderung von Michaelis (Deut. med. Woch., 1900, n° 30).

152. — Die Infectiosität der Milch etc. (Zeitsch. f. Hyg., vol. XXXVII, 1901, p. 439).

153. Ramond et Ravaut, Les bacilles pseudo-tuberculeux (Le Progrès médical, décembre, 1900, vol. XII, série 3, p. 429).

154. Roth (O), Ueber das Vorkommen von Tuberkelbacillen in der Butter (Correspondenzblatt f. Schweizer Aerzte, vol. XXIV, 1894 septembre, n° 17, p. 521).

155. — Der microscopische Nachweis von Tuberkelbacillen in der Butter (Corresp. f. Schw. Aerzte, mai 1896, t. XXVI, n° 9, p. 278).

156. — Ueber die microscopische Untersuchungen der Butter auf Bacterien insbesondere auf Tuberkelbacillen (Corresp. f. Schw. Aerzte, septembre 1897, t. XXVII, n° 18, p. 545).

157. Sander, Ueber das Wachsthum von Tuberkelbacillen auf pflanzlichen Nahrboden (Arch. f. Hyg. vol XXVI. Heft. 3).

158. Santori, Sulla frequenza del bacillo della tubercolosi nel latte di Roma e sul valore diagnostico della sua colorazione caratteristica (Ann. d'ig. sper. t. X, 1900, p. 301).

159. Scagliosi, Ricerche anatomische sui pulmoni di un leproso (Riforma medica, 1896, n° 189).

160. Schuchardt, Quelques recherches sur la présence des bacilles tuberculeux dans le beurre (th., de Marbourg, 1896, Verlag von Hamel).

161. Schulze, Untersuchungen über die Strahlenpilzformen des Tuberculoseeregers (Zeitsch. f. Hyg., XXXI, p. 153).

162. Schutz (E), Untersuchung der säurefestenpilze etc. (th., Heidelberg, 1900).

163. Severin, Die im miste vorkommenden Bakterien und deren physiologische Rolle bei der Zusetzung derselben. (Centralblatt f. Bakt., 2ᵉ partie, 1895, p. 97 et 160).

164. Silberschmidt, Ueber Aktinomykose (Zeitsch. f. Hyg., vol. XXXVII, 1901).

165. Spina, Untersuchungen über die Entfärbarkeit der mit Anilinfarben tingirten Bacterien (Allgemeine Wiener medizinische Zeit. nᵒˢ 15 et 16, 1883, p. 169, et 181).

166. Spronck, La culture du bacille de la lèpre et le séro-diagnostic de la lèpre (Sem. médicale, 1898, p. 393).

167. Stolz, Ueber einen Bacillus mit Verzweigungen (Arch. f. Hyg., vol. XXX, 1897, p. 156).

168. Strasburger, Ueber den Nachweis von Tuberkelbacillen in den Fäces (Münch. Med. Woch., 1900, XLVII, p. 533).

169. Strauss, La tuberculose et son Bacille, 1895, Rueff, Paris.

170. — Sur la présence du bacille de la tuberculose dans les cavités nasales de l'homme (Rev. de méd., 3 juillet, 1894. Arch. de méd. expér., 1894, p. 633).

171. Teich, Beiträge zur Kultur der Leprabacillen(Cent. f. Bakt. XXV, 1899, p. 756).

172. Tobler (M), Beiträge zur Frage des Vorkommens von Tuberkelbacillen, etc. (Zeitsch. f. Hyg. und Inf. XXXVI, janvier, 1901).

173. Stutzer, Nahrungs und Genussmittel, etc. (Handb. der Hygien, 1896, vol. III, p. 184).

174. Tonzig, Sulla parte che il latte prende nella diffusione della tubercolosi, etc. (Ann. d'Ig. sperim., Roma, 1901, t. I, p. 125).

175. Vaillard, 10ᵉ Congrès international d'hygiène et de démographie, 17 août, 1900.

176. Weissenfeld, Ueber Bacterien in der Butter, etc. (Berlin. kl., Woch., 27 novembre 1899, p. 1053).

177. Welsh, Acid-fast Bacilli (Veterinary Journal, juin 1901, p. 334, Baillière, Tindal et Cox, London).

178. Weeney, (Mc) Bactériologie de la tuberculose (Acad. roy. d'Irlande, 15 fév. 1899).

179. Zahn, Beitrag zur Lehre von der diagnostichen Bedeutung

der Tuberkelbacillen (Thèse Tübingen, 1884 ; Verlag Schweizerbart, Stuttgard).

180. Zettnow, Romanows'ki Färbung bei Bakteriologie (Zeitsch. f. Hyg., XXX, 1899).

181. Ziehl, Zur Färbung der Tuberkelbacillen (Deut. med, Wochensch , 1888, p. 451).

182. — Ueber die Färbung der Tuberkelbacillen (Ibid., 1883, p. 247).

TABLE DES MATIÈRES

—

Lyon. — Imp. A. REY, 4, rue Gentil. — 28541

www.ingramcontent.com/pod-product-compliance
Lightning Source LLC
LaVergne TN
LVHW021439170726
843501LV00005B/1401